Die Sirtfood Diät

INTUITIV ABNEHMEN UND GESÜNDER LEBEN MIT DEM PROTEIN SIRTUIN + 88 REZEPTE ZUM NACHKOCHEN

(LOW CARB 2.0)

Tom Wiest

Weight Killers

abnehmen mit Tom Wiest

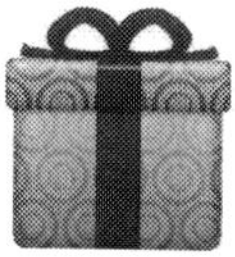

Mit dem Kauf dieses Buches erhalten
Sie die eBook Version gratis dazu.
Viel Spaß!

Originale Erstauflage: February 2020

Die Sirtfood Diät: Amazon.de / Independently published

ISBN: 979-8617955974

INHALT

DAS ERWARTET DICH IN DIESEM RATGEBER 1
WAS BEDEUTET „SIRTFOOD"? 3
HOW TO: SO FUNKTIONIERT DIE METHODE! 5
BEI DIESEN LEBENSMITTELN DARFST DU ZUGREIFEN 7
TIPPS UND TRICKS 9
88 REZEPTE FÜR GENIESSER 11
FRÜHSTÜCK 13
Blaubeer-Kokos-Smoothie 15
Granatapfel-Smoothie mit Cranberrys 16
Erdbeer-Kokos-Smoothie 17
Breakfast-Quinoa 18
Papaya-Kokos-Smoothie 19
Chiapudding mit Blaubeeren und Bananen 20
Ananas-Kokos-Smoothie 21
Ananas-Joghurt mit Bananen und Walnüssen 22
Apfel-Kokos-Smoothie 23
Beeren-Smoothie-Bowl mit Kernen 24
Heidelbeer-Kokos-Smoothie 25
Chiapudding mit Erdbeeren 26
Exotischer Chiapudding mit Mango und Kokosflocken 27
Kiwi-Orangen-Chiapudding 28
Kokos-Porridge mit Heidelbeeren 29
Himbeer-Kokos-Porridge 30
Kokos-Porridge mit Johannisbeeren 31
Soja-Smoothie mit Himbeeren 32
Soja-Kresse-Mix mit Gurke 33
Mango-Bananen-Drink mit Orangensaft und Joghurt 34
Quarkcreme mit Beeren 35

MITTAGESSEN UND ABENDESSEN 37
Eier-Brokkoli-Salat mit Joghurt-Dressing 39
Blumenkohl-Salat mit Kichererbsen 40
Chili-Lachsfilet mit pikanter Paprika-Mango-Sauce 41
Quinoa mit Brokkoli, Pilzen und Currysauce 43
Scharfer Steaksalat mit Chinakohl und Papaya 45

Pürierte Linsensuppe mit Steinpilzen und Entenbrust 47
Süßkartoffelsuppe mit Grünkohl 49
Portugiesischer Grünkohl-Eintopf mit Garnelen 50
Klare Grünkohlsuppe mit Kichererbsen und Tomaten 52
Japanischer Nudelsalat mit Tofu und Rettich 54
Wirsing-Apfel-Gemüse mit roten Linsen und Datteln 56
Süßkartoffel-Curry mit Basmatireis 57
Buchweizen mit Brokkoli und Ei 59
Green Smoothie mit Minze 60
Klare Grünkohlsuppe mit Kichererbsen und Tomaten 61
Grünkohl-Kokos-Suppe 62
Grünkohl-Quinoa mit Lachs 63
Bunte Pizzasuppe 64
Apfel-Sellerie-Suppe mit geröstetem Fenchel 65
Garnelen-Mango-Cocktail 66
Limetten-Pasta mit Garnelen 67
Garnelen mit Grünkohl 68
Rucola-Sellerie-Drink mit Fenchel 69
Apfel-Sellerie-Brotaufstrich mit Curry-Buttermilch-Frischkäs 70
Pikantes Apfel-Sellerie-Püree - perfekt zu geschmortem Fleisch 71
Knusprige Garnelen in Bröselkruste auf Avocadocarpaccio 72
Rucola-Penne mit Kirschtomaten und Knoblauch 74
Rucola-Cremesuppe mit Parmesan 75
Rucola-Mango-Salat mit gebratenem Hähnchenbrustfilet 76
Gefüllte Lachsforellenfilets mit Tomaten und Rucola 77
Chili-Cheddar-Brötchen mit Frischkäse und gekochtem Schinken fein belegt 78
Rucolasalat mit Fenchel und Parmesan 79
Lachs auf Salat mit Buchweizen und Limetten-Dressing 80
Lachs-Wraps mit Hüttenkäse 81
Orangen-Zwiebel-Salat 82
Gefüllte Chicoréeblätter 83
Zwiebelsuppe im Glas 84
Zwiebel-Omelett mit Chili-Knusperflocken 85

DESSERTS UND SNACKS 87
Rotkohl-Feigen-Drink mit Aroniabeeren 89
Clementinen-Joghurt mit Ingwer und Honig 90
Schneller Soja-Ananas-Mix mit Himbeeren 91

Kiwi-Limetten-Cocktail mit Granatapfelkernen 92
Erdnuss-Riegel mit Rosinen 93
Feigen-Cranberry-Riegel mit Nüssen 94
Gefüllte Tomaten mit Zucchini 96
Kirsch-Walnuss-Streifen 97
Kalabresischer Walnusskuchen mit 3 Zutaten 98
Cranberry-Walnuss-Streifen 99
Mango-Joghurt mit Ingwer und Honig 100
Erdbeer-Joghurt mit Ingwer und Honig 101
Melonen-Joghurt mit Ingwer und Honig 102
Erdnuss-Riegel mit getrockneten Cranberrys 103
Erdnuss-Riegel mit gewürfelten Datteln 104
Erdnuss-Riegel mit Feigen 105
Cranberry-Walnuss-Streifen 106
Sesam-Vanille-Eis 108
Himbeer-Kokos-Eis 109
Erdbeer-Kokoswasser-Eis am Stiel 110
Joghurteis mit Blaubeeren 111
Erdbeer-Eis mit Kokos 112
Blaubeer-Kokos-Eis 113
Heidelbeer-Kokos-Eis 114
Joghurteis mit Erdbeeren 115
Joghurteis mit Heidelbeeren 116
Joghurteis mit Mandarinen 117

KRITIK AN DER SIRTFOOD-DIÄT 119
HAFTUNGSAUSSCHLUSS 125
URHEBERRECHT 127
IMPRESSUM 129

DAS ERWARTET DICH IN DIESEM RATGEBER

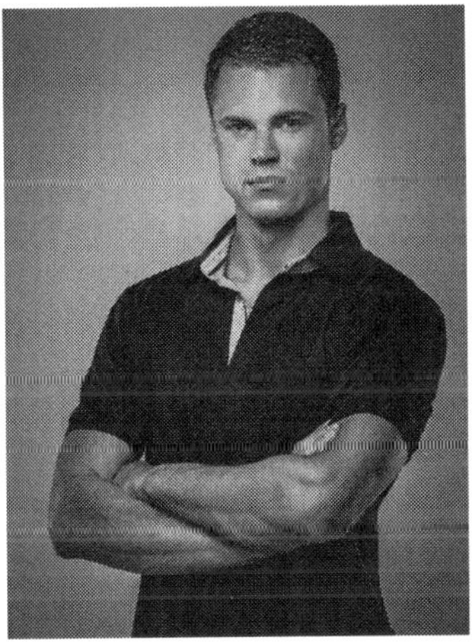

Es gibt tausend verschiedene Diäten – die einen versprechen, in kurzer Zeit viel abzunehmen, die anderen, auch langfristig schlank zu bleiben. Es gibt eigentlich keine Diät, die man uneingeschränkt empfehlen kann. Nun kommt noch eine weitere Diät hinzu: die Sirtfood-Diät verspricht, durch spezielle Nahrungsmittel abzunehmen, Muskeln aufzubauen und sogar noch das Immunsystem zu stärken und dabei zu helfen, jung und vital zu bleiben. Erfunden wurde sie von den Ernährungsexperten Aidan Googins und Glen Matten.

Alkohol und Süßigkeiten sind bei anderen Diäten ein Tabu. Beispielsweise Schokolade und Rotwein gehören bei der Sirtfood-Diät aber zu den gern gesehenen Lebensmitteln. Klingt traumhaft, oder? Was wirklich hinter dem neuen Trend steckt, erfährst du in diesem Ratgeber!

Tom Wiest

WAS BEDEUTET „SIRTFOOD“?

„Sirtfood“ stammt von dem Wort „Sirtuine“, bei welchem es sich um bestimmte Enzyme im Körper handelt. Sie sollen den Stoffwechsel positiv beeinflussen, gute Auswirkungen auf Entzündungsprozesse im Körper haben und sogar das Altern in bestimmten Maßen auf positive Art beeinträchtigen.

Ernährungsspezialistin Silvia Bürkle beschreibt die Sirtfood-Diät wie folgt: „Die Sirtfood-Diät ist eine Ernährung, die dem Körper alle notwendigen Nährstoffe liefert, insbesondere Vitalstoffe wie Omega-3-Fettsäuren, Vitamine, Mineralstoffe und sekundäre Pflanzenstoffe“. Sie erläutert weiterhin: „Die Sirtfood-Diät ist eine Diät, die nicht den Zeigefinger hebt beim Verzehr von Genussmitteln. Sondern sie basiert auf wissenschaftlichen Erkenntnissen, kombiniert geschickt die besten Schlankmacherlebensmittel und stellt einen genussvollen Essplan zur Verfügung, mit dem man sich selbst mit einem Stückchen Schokolade und einem Gläschen Rotwein bald wieder wohler und leichter fühlen kann. Allerdings kann und soll sie natürlich auch kein Freibrief dafür sein, ab sofort nur noch Schokolade zu essen und Rotwein zu trinken, um den Körper mit wertvollen sekundären Pflanzenstoffen zu versorgen. Es gilt auch hier: Auf die Dosis kommt es an."

Sirtuine sollen also Enzyme mit lebensverlängernder und stressabwehrender Wirkung sein! Um diesen Effekt auch zu erzielen, müssen täglich sirtuinreiche Lebensmittel konsumiert werden. Bei „Sirtfoods" handelt es sich um Lebensmittel, die in Kombination mit einer begrenzten Kalorienzufuhr die Aktivität dieser Enzyme beeinflussen und steigern sollen. Alles in allem soll es dann zu einem Gewichtsverlust führen.

HOW TO: SO FUNKTIONIERT DIE METHODE!

Die „Sirtfood"-Diät baut auf 3 einzelnen Schritten auf. Um erfolgreich abzunehmen, sollte man sich unbedingt daran halten:

In der ***ersten*** 3-tägigen ***Phase*** startet man mit einer Kalorienzufuhr von 1000 Kilokalorien pro Tag in Form von Säften. Die Säfte dienen dazu, den Körper auf den Gewichtsverlust vorzubereiten, ihn zu entgiften und den Stoffwechsel anzukurbeln. Besonders geeignet sind dabei Säfte aus sirtuinhaltigen Lebensmitteln, wie zum Beispiel Äpfel, Sellerie, Petersilie und Rucola in Kombination mit einer ergänzenden Hauptmalzeit.

In der ***zweiten Phase***, welche so lange andauert, bis das Wunschgewicht erreicht ist, soll die Ernährung aus zwei Säften und zwei Hauptmalzeiten aus sirtuinhaltigen Lebensmitteln bestehen. Man kann sie aber auch durch „normale" Lebensmittel ergänzen. Insgesamt sollte die Kalorienzufuhr nicht mehr als 1500 Kilokalorien täglich übersteigen.

In der ***dritten und letzten Phase*** muss man darauf achten, nicht in alte Essgewohnheiten zu verfallen. Achte weiterhin auf eine reichhaltige Eiweißaufnahne. Es geht darum, die Ernährungsumstellung nachhaltig zu gestalten. Die Aufnahme von 1800 Kilokalorien pro Tag ist letztendlich dabei das Ziel.

BEI DIESEN LEBENSMITTELN DARFST DU ZUGREIFEN

Grundsätzlich gilt, dass alle Lebensmittel, die Sirtuin enthalten, ohne Bedenken verzehrt werden dürfen. Lebensmittel ganz ohne das Enzym sollten nur in Kombination mit den unten aufgeführten Lebensmitteln dienen und kein Hauptbestandteil der Mahlzeit sein.

Bei diesen Lebensmitteln darfst du ordentlich zulangen:

Kurkuma
Blaubeeren
Grünkohl
Walnüsse
Dunkle Schokolade (mindestens 85 Prozent Kakaoanteil)
Buchweizen
Soja
Petersilie
Natives Olivenöl
Grüner Tee
Chicorée
Kaffee
Kapern

Datteln
Erdbeeren
Rotwein
Zwiebeln
Chili
Rucola
Soja-Lebensmittel
Garnelen
grüne Äpfel
verschiedene Zitrusfrüchte
Ingwer
Stangensellerie

Später können diese Lebensmittel auch mit Obst und Gemüse kombiniert werden, um eine ausgewogene Ernährung sicherzustellen. Nicht deine komplette Ernährung muss aus sirtuinreicher Nahrung bestehen. Beachte jedoch bitte immer die Kalorienzahl!

TIPPS UND TRICKS

Die erste Phase der Diät ist wahrscheinlich das schwerste an der Diät. Um es dir selbst zu erleichtern, kannst du die tägliche Kalorienzufuhr auch schrittweise vermindern, also nicht von einem Tag auf den anderen. Die Kalorienreduktion findet dann nach deinem körperlichen Wohlbefinden statt und du musst dich nicht unter Druck setzen. Achte dabei aber drauf, dass sich dieser Prozess nicht zu lange hinzieht. Durch die schrittweise Senkung der Kalorienzufuhr kann sich dein Körper besser daran gewöhnen und dein Durchhaltevermögen bleibt bestehen. Durch die schonende Umstellung dauert es aber dafür auch länger, bis sich eine Gewichtsabnahme einstellt. Verschaffe dir einen guten Überblick über alle sirtuinreichen Lebensmittel, damit du stressfrei und erfolgreich deine Mahlzeiten planen kannst.

Entspannung ist ein großer Faktor bei der Sirtfood-Diät. Wenn man im Alltag unter Stress leidet, schüttet der Körper das sogenannte Cortisol aus, ein Hormon, das zusammen mit Insulin den Blutzuckerspiegel beeinflusst und letztendlich dazu führt, dass wir Heißhunger verspüren. Das ist vor allem in Bezug auf die Kalorienreduktion kritisch. Vermeide deshalb stressige Situationen im Alltag und nimm dir auch einmal kleine Auszeiten. Gehe raus an die frische Luft und unternimm entspannt Dinge, die dir und deinem Körper guttun!

88 REZEPTE FÜR GENIESSER

In diesem Kapitel möchte ich dir Rezepte zeigen, die du ganz einfach und ohne großen Aufwand bei dir Zuhause zubereiten kannst. Falls du bereits andere gute Rezepte kennst, so kannst du eventuell manche Zutaten davon durch Sirtfoods ersetzen. Sei also auch kreativ und gestalte deinen kulinarischen Weg zum Abnehmen nach deinen Vorlieben!

FRÜHSTÜCK

Blaubeer-Kokos-Smoothie

➢ ZUBEREITUNGSZEIT 10 Minuten

NÄHRWERTE (pro Portion)

- Kalorien: 186 kcal
- Kohlenhydrate: 31 g
- Protein: 2 g
- Fett: 5 g
- extra Zucker: 0 g
- Ballaststoffe: 3 g

DAS BRAUCHST DU

- 1 Banane
- 2 getrocknete Datteln (entsteint)
- 1 TL Kokosöl
- 150 g Blaubeeren (TK)
- 300 ml Mandeldrink (Mandelmilch)
- 1 Prise Zimt
- 2 TL Kokosraspel
- 3 Blätter frische Minze

ZUBEREITUNG

1. Schäle zuerst die Banane, schneide sie in kleine gleichmäßige Stücke und halbiere anschließend die Datteln.
2. Gib dann alle oben aufgeführten Zutaten in einen Mixer und püriere alles auf der höchsten Stufe, bis dein Smoothie die gewünschte Konsistenz hat.
3. Fülle ihn in zwei Gläser.
4. Nun kannst du den Blaubeer-Kokos-Smoothie noch mit Minze und Kokosraspeln dekorieren.

MEINE NOTIZEN:

Granatapfel-Smoothie mit Cranberrys

➢ ZUBEREITUNGSZEIT 10 Minuten

NÄHRWERTE (pro Portion)

- Kalorien: 152 kcal
- Kohlenhydrate: 19 g
- Protein: 7 g
- Fett: 4 g
- extra Zucker: 0 g
- Ballaststoffe: 3 g

DAS BRAUCHST DU

- 1 Granatapfel
- 100 g Cranberrys
- 150 g Joghurt
- 250 ml Milch
- flüssiger Süßstoff nach Belieben
- Eiswürfel

ZUBEREITUNG

1. Als Erstes musst du an die Kerne des Granatapfels herankommen.
2. Zieh dir am besten dünne Gummi- oder Einweghandschuhe an, denn der Saft des Granatapfels färbt sonst deine Hände ein.
3. Du musst nun am sogenannten „Kelchansatz“ des Granatapfels ein Stück herausschneiden.
4. Die Kerne fallen heraus, wenn du die Frucht vorsichtig über einer Schüssel auseinanderbrichst.
5. Von den Kernen musst du nun etwa einen Esslöffel zur Seite legen. Den Rest pürierst du nun zusammen mit dem Jogurt und den Cranberrys mit einem Stabmixer zu einer feinen Masse.
6. Ist er dir noch nicht süß genug, kannst du an dieser Stelle mit etwas Süßstoff nachhelfen.
7. Anschließend gibst du noch die Milch zusammen mit den Eiswürfeln hinzu und verrührst alles noch einmal ordentlich.
8. Den fertigen Smoothie kannst du in zwei Gläser füllen und mit deinen beiseitegelegten Granatapfelkernen garnieren.

Erdbeer-Kokos-Smoothie

➢ ZUBEREITUNGSZEIT 10 Minuten

NÄHRWERTE (pro Portion)

- Kalorien: 185 kcal
- Kohlenhydrate: 32 g
- Protein: 2 g
- Fett: 4 g
- extra Zucker: 0 g
- Ballaststoffe: 2 g

DAS BRAUCHST DU

- 1 Banane
- 2 getrocknete Datteln (entsteint)
- 1 TL Kokosöl
- 150 g Erdbeeren (TK)
- 300 ml Mandeldrink (Mandelmilch)
- 1 Prise Zimt
- 2 TL Kokosraspel
- 3 Blätter frische Minze

ZUBEREITUNG

1. Schäle zuerst die Banane, schneide sie in kleine gleichmäßige Stücke und halbiere anschließend die Datteln.
2. Gib dann alle oben aufgeführten Zutaten in einen Mixer und püriere alles auf der höchsten Stufe, bis dein Smoothie die gewünschte Konsistenz hat.
3. Fülle ihn in zwei Gläser.
4. Nun kannst du den Erdbeer-Kokos-Smoothie noch mit Minze und Kokosraspeln dekorieren.

MEINE NOTIZEN:

Breakfast-Quinoa

- ZUBEREITUNGSZEIT 20 Minuten

NÄHRWERTE (pro Portion)

- Kalorien: 335 kcal
- Kohlenhydrate: 48 g
- Protein: 14 g
- Fett: 9 g
- extra Zucker: 0 g
- Ballaststoffe: 9 g

DAS BRAUCHST DU

- 100 g Quinoa
- 300 ml Milch oder Wasser
- 2 Handvoll Obst
- 2 EL Sonnenblumenkerne
- Honig nach Belieben

ZUBEREITUNG

1. Als Erstes musst du den Quinoa in ein Sieb füllen.
2. Spüle ihn nun so lange mit kaltem Wasser ab, bis er klar ist.
3. Bringe als Nächstes die Milch zum Kochen und gib den Quinoa schrittweise hinzu.
4. Lasse die Mischung nun etwa 15 Minuten zugedeckt köcheln, bis die Körner weich sind.
5. Vergiss nicht, zwischendurch umzurühren!
6. Während das Ganze vor sich hin köchelt, kannst du schon einmal das Obst deiner Wahl waschen, eventuell entkernen und in mundgerechte Stücke schneiden.
7. Hat der Quinoa seine fertige Konsistenz erreicht, nimmst du ihn vom Herd, rührst ihn noch einmal durch und lässt ihn weitere fünf Minuten ziehen und vor allem aufquellen.
8. Die fertige Mischung kannst du nun in zwei Schüsseln füllen, mit dem Obst und den Sonnenblumenkernen garnieren und mit etwas Honig für die Süße beträufeln.

Papaya-Kokos-Smoothie

➢ ZUBEREITUNGSZEIT 10 Minuten

NÄHRWERTE (pro Portion)

- Kalorien: 188 kcal
- Kohlenhydrate: 33 g
- Protein: 2 g
- Fett: 5 g
- extra Zucker: 0 g
- Ballaststoffe: 4 g

DAS BRAUCHST DU

- 1 Banane
- 2 getrocknete Datteln (entsteint)
- 1 TL Kokosöl
- 150 g Papaya
- 300 ml Mandeldrink (Mandelmilch)
- 1 Prise Zimt
- 2 TL Kokosraspel
- 3 Blätter frische Minze

ZUBEREITUNG

1. Schäle zuerst die Banane, schneide sie in kleine gleichmäßige Stücke und halbiere anschließend die Datteln.
2. Gib dann alle oben aufgeführten Zutaten in einen Mixer und püriere alles auf der höchsten Stufe, bis dein Smoothie die gewünschte Konsistenz hat.
3. Fülle ihn in zwei Gläser.
4. Nun kannst du den Papaya-Kokos-Smoothie noch mit Minze und Kokosraspeln dekorieren.

MEINE NOTIZENN:

Chiapudding mit Blaubeeren und Bananen

➢ ZUBEREITUNGSZEIT 20 Minuten (fertig in 12 h 20 min)

NÄHRWERTE (pro Portion)

- Kalorien: 128 kcal
- Kohlenhydrate: 17 g
- Protein: 3 g
- Fett: 4 g
- extra Zucker: 4 g
- Ballaststoffe: 7 g

DAS BRAUCHST DU

- ½ Vanilleschote
- 400 ml Mandeldrink (Mandelmilch)
- 30 g Chiasamen (4 EL)
- 1 Prise gemahlener Kardamom
- 250 g Blaubeeren
- 1 Banane
- 1 EL Ahornsirup

ZUBEREITUNG

1. Halbiere als erstes die Vanilleschote längs und kratze das Vanillemark mit einem Messer vorsichtig heraus.
2. Verrühre es anschließend mit dem Mandeldrink, den Chiasamen und dem Kardamom und lasse es ungefähr 20 Minuten quellen.
3. Du kannst den Chiapudding nun in vier Gläser aufteilen und abgedeckt für 12 Stunden in den Kühlschrank stellen.
4. Da es so lange dauert, bis er fertig ist, bereitest du ihn am besten abends zu und lässt ihn über Nacht ziehen.
5. Wasche die Blaubeeren und lasse sie abtropfen.
6. Schäle und schneide die Banane und vermische beides mit dem Ahornsirup.
7. Das leckere Topping kannst du nun auf deinen Chiapuddings verteilen.

Ananas-Kokos-Smoothie

➢ ZUBEREITUNGSZEIT 10 Minuten

NÄHRWERTE (pro Portion)

- Kalorien: 187 kcal
- Kohlenhydrate: 32 g
- Protein: 2 g
- Fett: 5 g
- extra Zucker: 0 g
- Ballaststoffe: 4 g

DAS BRAUCHST DU

- 1 Banane
- 2 getrocknete Datteln (entsteint)
- 1 TL Kokosöl
- 150 g Ananas
- 300 ml Mandeldrink (Mandelmilch)
- 1 Prise Zimt
- 2 TL Kokosraspel
- 3 Blätter frische Minze

ZUBEREITUNG

1. Schäle zuerst die Banane, schneide sie in kleine gleichmäßige Stücke und halbiere anschließend die Datteln.
2. Gib dann alle oben aufgeführten Zutaten in einen Mixer und püriere alles auf der höchsten Stufe, bis dein Smoothie die gewünschte Konsistenz hat.
3. Fülle ihn in zwei Gläser.
4. Nun kannst du den Ananas-Kokos-Smoothie noch mit Minze und Kokosraspeln dekorieren.

MEINE NOTIZEN:

Ananas-Joghurt mit Bananen und Walnüssen

➤ ZUBEREITUNGSZEIT 10 Minuten (fertig in 20 Minuten)

NÄHRWERTE (pro Portion)

- Kalorien: 306 kcal
- Kohlenhydrate: 38 g
- Protein: 8 g
- Fett: 12 g
- extra Zucker: 4 g
- Ballaststoffe: 3 g

DAS BRAUCHST DU

- ½ Zitrone
- 200 g Bananen (1 Banane)
- 100 g Ananas
- 20 g Walnusskerne (1 gehäufter EL)
- 1 TL Sesamöl
- 2 TL flüssiger Honig
- 300 g Joghurt (1,5 % Fett)
- ½ TL gemahlener Anis

ZUBEREITUNG

1. Presse zuerst den Saft aus der Zitronenhälfte.
2. Schäle die Banane, schneide sie in Scheiben und beträufle sie mit einem Teelöffel Zitronensaft.
3. Schäle dann die Ananas und schneide das Fruchtfleisch in mundgerechte Stücke.
4. Zerkleinere nun die Walnüsse grob und erhitze das Sesamöl in einer Pfanne.
5. Brate darin die Ananas und die Banane etwa eine Minute bei mittlerer Hitze und vergiss das Wenden zwischendurch nicht. Gib beides in zwei Schüsseln und lasse es abkühlen.
6. In den etwa 10 Minuten Abkühlzeit kannst du nun den Honig und den Jogurt mit dem Anis verrühren.
7. Gib es nun als Topping über die abgekühlten Früchte und streue zum Schluss noch die zerkleinerten Walnüsse darüber.

Apfel-Kokos-Smoothie

➢ ZUBEREITUNGSZEIT 10 Minuten

NÄHRWERTE (pro Portion)

- Kalorien: 188 kcal
- Kohlenhydrate: 32 g
- Protein: 1 g
- Fett: 5 g
- extra Zucker: 0 g
- Ballaststoffe: 43 g

DAS BRAUCHST DU

- 1 Banane
- 2 getrocknete Datteln (entsteint)
- 1 TL Kokosöl
- 1 Apfel
- 300 ml Mandeldrink (Mandelmilch)
- 1 Prise Zimt
- 2 TL Kokosraspel
- 3 Blätter frische Minze

ZUBEREITUNG

1. Schäle zuerst die Banane, schneide sie in kleine gleichmäßige Stücke und halbiere anschließend die Datteln.
2. Gib dann alle oben aufgeführten Zutaten in einen Mixer und püriere alles auf der höchsten Stufe, bis dein Smoothie die gewünschte Konsistenz hat. Fülle ihn in zwei Gläser.
3. Nun kannst du den Apfel-Kokos-Smoothie noch mit Minze und Kokosraspeln dekorieren.

MEINE NOTIZEN:

Beeren-Smoothie-Bowl mit Kernen

➢ ZUBEREITUNGSZEIT 20 Minuten

NÄHRWERTE (pro Portion)

- Kalorien: 393 kcal
- Kohlenhydrate: 30 g
- Protein: 17 g
- Fett: 21 g
- extra Zucker: 0 g
- Ballaststoffe: 11 g

DAS BRAUCHST DU

- 600 g Beeren (Himbeeren, Heidelbeeren, Brombeeren)
- 300 g Bananen (2 kleine Bananen)
- 30 g Acai Pulver (3 EL)
- 600 g Joghurtalternative aus Soja
- 200 ml Mandeldrink (Mandelmilch)
- 30 g heller Sesam (2 EL)
- 30 g gehobelte Mandelkerne (2 EL)
- 30 g Sonnenblumenkerne (2 EL)
- 30 g Kürbiskerne (2 EL)

ZUBEREITUNG

1. Wasche die Beeren zunächst ab und lasse sie abtropfen.
2. Lege von den Heidelbeeren und Brombeeren jeweils 50 g beiseite.
3. Schäle die Bananen, schneide sie in Stücke und püriere sie mit den restlichen Beeren, dem Acai-Pulver, der Joghurtalternative und dem Mandeldrink zu einer feinen Masse.
4. Du kannst den Smoothie nun auf vier Schüsseln (Bowls) verteilen.
5. Das Topping entsteht, indem du in einer Pfanne die Sonnenblumen- und Kürbiskerne, die Mandeln und den Sesam bei mittlerer Hitze leicht anröstest.
6. Lasse das Ganze kurz abkühlen, bevor du es anschließend zusammen mit den zuvor beiseitegelegten Brombeeren und Heidelbeeren auf dem Smoothie in der Bowl verteilst.

Heidelbeer-Kokos-Smoothie

➢ ZUBEREITUNGSZEIT 10 Minuten

NÄHRWERTE (pro Portion)

- Kalorien: 184 kcal
- Kohlenhydrate: 31 g
- Protein: 2 g
- Fett: 4 g
- extra Zucker: 0 g
- Ballaststoffe: 4 g

DAS BRAUCHST DU

- 1 Banane
- 2 getrocknete Datteln (entsteint)
- 1 TL Kokosöl
- 150 g Heidelbeeren (TK)
- 300 ml Mandeldrink (Mandelmilch)
- 1 Prise Zimt
- 2 TL Kokosraspel
- 3 Blätter frische Minze

ZUBEREITUNG

1. Schäle zuerst die Banane, schneide sie in kleine gleichmäßige Stücke und halbiere anschließend die Datteln.
2. Gib dann alle oben aufgeführten Zutaten in einen Mixer und püriere alles auf der höchsten Stufe, bis dein Smoothie die gewünschte Konsistenz hat.
3. Fülle ihn in zwei Gläser.
4. Nun kannst du den Heidelbeer-Kokos-Smoothie noch mit Minze und Kokosraspeln dekorieren

MEINE NOTIZEN:

Chiapudding mit Erdbeeren

➢ ZUBEREITUNGSZEIT 20 Minuten (fertig in 12 h 20 min)

NÄHRWERTE (pro Portion)

- Kalorien: 128 kcal
- Kohlenhydrate: 17 g
- Protein: 3 g
- Fett: 4 g
- extra Zucker: 4 g
- Ballaststoffe: 7 g

DAS BRAUCHST DU

- ½ Vanilleschote
- 400 ml Mandeldrink (Mandelmilch)
- 30 g Chiasamen (4 EL)
- 1 Prise gemahlener Kardamom
- 250 g Erdbeeren
- 1 EL Ahornsirup

ZUBEREITUNG

1. Halbiere als erstes die Vanilleschote längs und kratze das Vanillemark mit einem Messer vorsichtig heraus.
2. Verrühre es anschließend mit dem Mandeldrink, den Chiasamen und dem Kardamom und lasse es ungefähr 20 Minuten quellen.
3. Du kannst den Chiapudding nun in vier Gläser aufteilen und abgedeckt für 12 Stunden in den Kühlschrank stellen.
4. Da es so lange dauert, bis er fertig ist, bereitest du ihn am besten abends zu und lässt ihn über Nacht ziehen.
5. Wasche die Erdbeeren ab und lasse sie abtropfen.
6. Vermische sie mit dem Ahornsirup.
7. Das leckere Topping kannst du nun auf deinen Chiapuddings verteilen.

Exotischer Chiapudding mit Mango und Kokosflocken

➢ ZUBEREITUNGSZEIT 20 Minuten (fertig in 12 h 20 min)

NÄHRWERTE (pro Portion)

- Kalorien: 127 kcal
- Kohlenhydrate: 16 g
- Protein: 3 g
- Fett: 4 g
- extra Zucker: 4 g
- Ballaststoffe: 7 g

DAS BRAUCHST DU

- ½ Vanilleschote
- 400 ml Mandeldrink (Mandelmilch)
- 30 g Chiasamen (4 EL)
- 1 Prise gemahlener Kardamom
- 2 Mangos
- 1 EL Ahornsirup
- Kokosflocken

ZUBEREITUNG

1. Halbiere als erstes die Vanilleschote längs und kratze das Vanillemark mit einem Messer vorsichtig heraus.
2. Verrühre es anschließend mit dem Mandeldrink, den Chiasamen und dem Kardamom und lasse es ungefähr 20 Minuten quellen.
3. Du kannst den Chiapudding nun in vier Gläser aufteilen und abgedeckt für 12 Stunden in den Kühlschrank stellen.
4. Da es so lange dauert, bis er fertig ist, bereitest du ihn am besten abends zu und lässt ihn über Nacht ziehen.
5. Schäle und zerteile die Mango in mundgerechte Stücke.
6. Vermische sie mit dem Ahornsirup.
7. Das leckere Topping kannst du nun auf deinen Chiapuddings verteilen.

Kiwi-Orangen-Chiapudding

➢ ZUBEREITUNGSZEIT 20 Minuten (fertig in 12 h 20 min)

NÄHRWERTE (pro Portion)

- Kalorien: 129 kcal
- Kohlenhydrate: 17 g
- Protein: 3 g
- Fett: 4 g
- extra Zucker: 5 g
- Ballaststoffe: 7 g

DAS BRAUCHST DU

- ½ Vanilleschote
- 400 ml Mandeldrink (Mandelmilch)
- 30 g Chiasamen (4 EL)
- 1 Prise gemahlener Kardamom
- 2 Kiwis
- 1 Orange
- 1 EL Ahornsirup

ZUBEREITUNG

1. Halbiere als erstes die Vanilleschote längs und kratze das Vanillemark mit einem Messer vorsichtig heraus.
2. Verrühre es anschließend mit dem Mandeldrink, den Chiasamen und dem Kardamom und lasse es ungefähr 20 Minuten quellen.
3. Du kannst den Chiapudding nun in vier Gläser aufteilen und abgedeckt für 12 Stunden in den Kühlschrank stellen.
4. Da es so lange dauert, bis er fertig ist, bereitest du ihn am besten abends zu und lässt ihn über Nacht ziehen.
5. Schäle und zerteile die Kiwis und die Orange.
6. Vermische sie mit dem Ahornsirup.
7. Das leckere Topping kannst du nun auf deinen Chiapuddings verteilen.

Kokos-Porridge mit Heidelbeeren

➢ ZUBEREITUNGSZEIT 15 Minuten

NÄHRWERTE (pro Portion)

- Kalorien: 334 kcal
- Kohlenhydrate: 8 g
- Protein: 14 g
- Fett: 27 g
- extra Zucker: 0 g
- Ballaststoffe: 8 g

DAS BRAUCHST DU

- 2 EL geschrotete Leinsamen
- 4 EL Sojamehl
- 300 ml Kokosmilch
- 1 Prise Zimtpulver
- 2 EL Butter
- 2 EL geschälte Hanf-Samen
- 40 g Heidelbeeren (frisch oder tiefgekühlt)
- 2 EL Kokoschips

ZUBEREITUNG

1. Gib die Leinsamen zusammen mit der Kokosmilch und dem Sojamehl in einen Kochtopf und bringe alles zum Kochen.
2. Gib, wenn nötig, etwas Wasser hinzu.
3. Du kochst jetzt so lange, bis nach etwa 7 bis 10 Minuten eine breiartige Konsistenz erreicht ist.
4. Verteile den Porridge auf 2 Schalen und bestreue ihn mit den Hanfsamen, den Kokosflocken und den Heidelbeeren.

MEINE NOTIZEN:

Himbeer-Kokos-Porridge

➢ ZUBEREITUNGSZEIT 15 Minuten

NÄHRWERTE (pro Portion)

- Kalorien: 333 kcal
- Kohlenhydrate: 8 g
- Protein: 13 g
- Fett: 27 g
- extra Zucker: 0 g
- Ballaststoffe: 8 g

DAS BRAUCHST DU

- 2 EL geschrotete Leinsamen
- 4 EL Sojamehl
- 300 ml Kokosmilch
- 1 Prise Zimtpulver
- 2 EL Butter
- 2 EL geschälte Hanf-Samen
- 40 g Himbeeren (frisch oder tiefgekühlt)
- 2 EL Kokoschips

ZUBEREITUNG

1. Gib die Leinsamen zusammen mit der Kokosmilch und dem Sojamehl in einen Kochtopf und bringe alles zum Kochen.
2. Gib bei Bedarf etwas Wasser hinzu.
3. Du kochst jetzt so lange, bis nach etwa 7 bis 10 Minuten eine breiartige Konsistenz erreicht ist.
4. Verteile den Porridge auf 2 Schalen und bestreue ihn mit den Hanfsamen, den Kokosflocken und den Himbeeren.

MEINE NOTIZEN:

KOKOS-PORRIDGE MIT JOHANNISBEEREN

- ZUBEREITUNGSZEIT 15 Minuten

NÄHRWERTE (pro Portion)

- Kalorien: 334 kcal
- Kohlenhydrate: 8 g
- Protein: 14 g
- Fett: 27 g
- extra Zucker: 0 g
- Ballaststoffe: 8 g

DAS BRAUCHST DU

- 2 EL geschrotete Leinsamen
- 4 EL Sojamehl
- 300 ml Kokosmilch
- 1 Prise Zimtpulver
- 2 EL Butter
- 2 EL geschälte Hanf-Samen
- 40 g Johannisbeeren (frisch oder tiefgekühlt)
- 2 EL Kokoschips

ZUBEREITUNG

1. Gib die Leinsamen zusammen mit der Kokosmilch und dem Sojamehl in einen Kochtopf und bringe alles zum Kochen.
2. Gib bei Bedarf etwas Wasser hinzu.
3. Du kochst jetzt so lange, bis nach etwa 7 bis 10 Minuten eine breiartige Konsistenz erreicht ist.
4. Verteile den Porridge auf 2 Schalen und bestreue ihn mit den Hanfsamen, den Kokosflocken und den Johannisbeeren.

MEINE NOTIZEN:

Soja-Smoothie mit Himbeeren

➢ ZUBEREITUNGSZEIT 10 Minuten

NÄHRWERTE (pro Portion)

- Kalorien: 210 kcal
- Kohlenhydrate: 20 g
- Protein: 9 g
- Fett: 9 g
- extra Zucker: 0 g
- Ballaststoffe: 10 g

DAS BRAUCHST DU

- 250 g Himbeeren
- 1 ½ EL flüssiger Honig
- 15 g zarte Haferflocken (instant, 2 EL)
- 100 g Sahnejoghurt (10 % Fett)
- 300 ml Sojadrink (Soja-milch) (oder fettarme Milch)
- Zimt (nach Belieben)

ZUBEREITUNG

1. Als Erstes musst du die Beeren verlesen.
2. Gib sie anschließend zusammen mit den Haferflocken, dem Joghurt, dem Soja-Drink und dem Honig in ein hohes Gefäß und püriere alles mit dem Stabmixer.
3. Fülle den fertigen Smoothie in Gläser, bestreue ihn nach Belieben mit Zimt und serviere ihn sofort.

MEINE NOTIZEN:

Soja-Kresse-Mix mit Gurke

➢ ZUBEREITUNGSZEIT 10 Minuten

NÄHRWERTE (pro Portion)

- Kalorien: 56 kcal
- Kohlenhydrate: 6 g
- Protein: 3 g
- Fett: 2 g
- extra Zucker: 0 g
- Ballaststoffe: 3 g

DAS BRAUCHST DU

- ½ Kasten Gartenkresse
- 250 g Salatgurke (½ Salatgurke)
- 2 TL Paprikapulver (rosenscharf)
- 100 ml Sojadrink (Sojamilch) (1,2 % Fett)
- Salz
- Eiswürfel

ZUBEREITUNG

1. Schneide die Küchenkresse vom Beet.
2. Wasche, halbiere und entkerne die halbe Gurke und würfle sie.
3. Gib 1 ½ Teelöffel Paprikapulver auf einen Teller.
4. Feuchte ein Glas an der Oberseite mit Hilfe der Gurke an und drücke den Rand in das Pulver.
5. Püriere die Kresse mit den Gurkenwürfeln, dem restlichen Paprikapulver, dem Soja-Drink und der Prise Salz.
6. Fülle es in das präparierte Glas und gib eventuell noch Eiswürfel hinzu.

MEINE NOTIZEN:

MANGO-BANANEN-DRINK MIT ORANGENSAFT UND JOGHURT

➢ ZUBEREITUNGSZEIT 10 Minuten

NÄHRWERTE (pro Portion)

- Kalorien: 297 kcal
- Kohlenhydrate: 55 g
- Protein: 6 g
- Fett: 4 g
- extra Zucker: 0 g
- Ballaststoffe: 5 g

DAS BRAUCHST DU

- 5 Saftorangen
- 1 kleine reife Mango
- 1 reife Banane
- 150 g Joghurt (3,5 % Fett)

ZUBEREITUNG

1. Halbiere die Orangen und presse sie aus.
2. Schäle als Nächstes die Mango und schneide ihr Fruchtfleisch in Würfel.
3. Schäle die Banane und schneide sie ebenfalls in Stücke.
4. Püriere nun die Mango und die Banane zusammen mit dem Orangensaft und dem Joghurt.
5. Fülle es anschließend in Gläser.

MEINE NOTIZEN:

Quarkcreme mit Beeren

➢ ZUBEREITUNGSZEIT 15 Minuten

NÄHRWERTE (pro Portion)

- Kalorien: 500 kcal
- Kohlenhydrate: 7 g
- Protein: 19 g
- Fett: 44 g
- extra Zucker: 0 g
- Ballaststoffe: 1 g

DAS BRAUCHST DU

- 300 g Sahnequark (40 % Fett)
- 80 g Kokosmilch
- 3 EL Leinöl
- 70 g Beerenmischung
- 10 g gehackte Mandelkerne

ZUBEREITUNG

1. Verrühre den Quark mit der Kokosmilch und dem Leinöl.
2. Wasche und trockne die Beeren.
3. Röste als Nächstes die Mandeln bei mittlerer Hitze ohne Zugabe von Fett für etwa 3 Minuten.
4. Fülle den Quark in 2 Schüsseln und garniere ihn mit den Beeren und den gerösteten Mandeln.

MEINE NOTIZEN:

MITTAGESSEN UND ABENDESSEN

Eier-Brokkoli-Salat mit Joghurt-Dressing

➢ ZUBEREITUNGSZEIT 10 Minuten

NÄHRWERTE (pro Portion)

- Kalorien: 304 kcal
- Kohlenhydrate: 11 g
- Protein: 25 g
- Fett: 17 g
- extra Zucker: 0 g
- Ballaststoffe: 8 g

DAS BRAUCHST DU

- 3 Eier
- 500 g Brokkoli
- 3 kleine getrocknete Tomaten
- 1 EL Pinienkerne
- 150 g Joghurt (1,5 % Fett)
- 1 TL Senf
- 1 TL Sesamöl
- 1 Knoblauchzehe
- 75 g braune Champignons (5 braune Champignons)
- Pfeffer
- Salz

ZUBEREITUNG

1. Koche die Eier 8 bis 10 Minuten hart.
2. Schrecke sie mit kaltem Wasser ab.
3. Pelle sie und lasse sie abkühlen.
4. Putze und wasche den Brokkoli und teile ihn in kleine Röschen.
5. Stiele klein schneiden.
6. Schneide die Tomaten in Streifen und dünste den Brokkoli.
7. Die zuvor geschnittenen Tomatenstreifen musst du ungefähr 3 Minuten ebenfalls dünsten.
8. Gieße nun beides ab und lasse es gut abtropfen.
9. Röste die Pinienkerne in einer kleinen Pfanne.
10. Lasse sie anschließend abkühlen.
11. Verrühre dazu den Joghurt mit dem Salz, dem Pfeffer, dem Senf und dem Öl.
12. Schäle nun den Knoblauch, drücke ihn durch eine Knoblauchpresse und rühre ihn unter den Joghurt.
13. Putze die Champignons und schneide sie in dünne Scheiben.
14. Vermische nun behutsam die Pilze, die Tomatenstreifen und den Brokkoli mit dem Dressing.
15. Lasse das Ergebnis 10 Minuten ziehen.
16. Schneide die Eier in kleine Stücke und mische sie unter den Salat.
17. Du kannst den Eier-Brokkoli-Salat nun mit den gerösteten Pinienkernen bestreuen und servieren.

Blumenkohl-Salat mit Kichererbsen

➢ ZUBEREITUNGSZEIT 20 Minuten

NÄHRWERTE (pro Portion)

- Kalorien: 282 kcal
- Kohlenhydrate: 32 g
- Protein: 14 g
- Fett: 8 g
- extra Zucker: 0 g
- Ballaststoffe: 11 g

DAS BRAUCHST DU

- 1 Blumenkohl
- 2 EL Sesamöl
- 100 ml Gemüsebrühe
- 10 g Petersilie (0.5 Bund)
- 4 EL Joghurt (3,5 % Fett)
- 1 EL Limettensaft
- 1 Dose Kichererbsen (225 g Abtropfgewicht)
- 200 g Zuckerschoten
- 5 getrocknete Datteln (entsteint)

ZUBEREITUNG

1. Wasche und putze als erstes den Blumenkohl und teile ihn dann in kleine Röschen auf.
2. Erhitze einen Esslöffel Sesamöl in einer Pfanne und brate darin etwa 5 Minuten die Blumenkohlröschen.
3. Würze sie anschließend mit Pfeffer und Salz, gieße die Gemüsebrühe hinzu, koche es kurz auf und stelle es erst einmal beiseite.
4. Spüle die Kichererbsen unter kaltem Wasser ab und lasse sie abtropfen.
5. Nun werden die Zuckerschoten gewaschen, geputzt und halbiert sowie die Datteln klein geschnitten.
6. Als Nächstes wäschst du die Petersilie und hackst sie mit dem Messer klein.
7. Verrühre sie mit dem Joghurt, dem Limettensaft und dem Sesamöl.
8. Würze das Dressing noch mit Koriander und Kreuzkümmel.
9. Im nächsten Schritt vermischst du den Blumenkohl mit den Kichererbsen, den Zuckerschoten und den Datteln.
10. Den Salat kannst du nun mit deinem Dressing servieren

Chili-Lachsfilet mit pikanter Paprika-Mango-Sauce

➢ ZUBEREITUNGSZEIT 30 Minuten (fertig in 50 Minuten)

NÄHRWERTE (pro Portion)

- Kalorien: 480 kcal
- Kohlenhydrate: 16 g
- Protein: 36 g
- Fett: 29 g
- extra Zucker: 2 g
- Ballaststoffe: 5 g

DAS BRAUCHST DU

- 2 Jalapeños (Glas)
- 3 Bio-Limetten
- 1 EL Chilipulver
- 1 TL brauner Zucker
- 5 ½ EL Öl
- 720 g Lachsfilet (4 Lachsfilets)
- 300 g rote Paprikaschote (2 rote Paprikaschoten)
- 200 g vollreife, kleine Mango (1 vollreife, kleine Mango)
- 1 rote Zwiebel
- ½ Bund Koriander
- 150 g Saure Sahne
- Salz
- Pfeffer
- Zucker

ZUBEREITUNG

1. Lasse zuerst die Jalapeños aus dem Glas abtropfen.
2. Halbiere, entkerne und zerdrücke sie mit dem Messerrücken, bis eine feine Paste entsteht.
3. Presse nun die Limetten aus und reibe die Schale der einen ausgepressten Limettenhälfte ab.
4. Verrühre die Paste aus den Jalapeños mit dem braunen Zucker, 2 Esslöffeln Öl, dem Chilipulver und 2 Esslöffeln Limettensaft.
5. Spüle die Lachsfilets ab, tupfe sie trocken und mariniere sie mit der Würzflüssigkeit.
6. Paprikaschoten putzen und entkernen.
7. Viertel sie und lege sie mit der Haut nach oben auf ein Backblech.
8. Röste sie unter dem heißen Backofengrill so lange, bis die Haut der Paprikaschote schwarz wird und sich Blasen bilden.
9. Die gerösteten Paprika etwa 10 Minuten dämpfen lassen.
10. Dann kannst du sie in schmale Rauten schneiden.
11. Schäle die Mango und schneide das Fruchtfleisch vom Kern.

12. Schneide sie in feine Rauten.
13. Jetzt die Zwiebel schälen und fein hacken.
14. Wasche den Koriander, zupfe seine Blätter ab und zerhacke ihn.
15. Mische die Mango mit den Zwiebeln, der Paprika und dem Koriander in einer Schüssel und gib den restlichen Limettensaft sowie 5 Esslöffel Öl hinzu.
16. Würze es mit Salz, einer Prise Zucker und Pfeffer.
17. Die Saure Sahne wird jetzt mit der abgeriebenen Limettenschale sowie mit Pfeffer und Salz zu einer glatten Masse verrührt.
18. Erhitze eine Grillpfanne und gib den restlichen halben Esslöffel Öl hinein.
19. Hebe die Lachsfilets aus der Marinade und lasse sie abtropfen, bevor du sie in der Pfanne beidseitig etwa 3 bis 4 Minuten gleichmäßig brätst.
20. Gib die Saure Sahne in einen Spritzbeutel und spritze sie zur Dekoration auf 4 Teller.
21. Jetzt jeweils ein Lachsfilet mit einer Portion Paprika-Mango-Sauce auf den Teller geben.

MEINE NOTIZEN:

QUINOA MIT BROKKOLI, PILZEN UND CURRYSAUCE

➢ ZUBEREITUNGSZEIT 40 Minuten

NÄHRWERTE (pro Portion)

- Kalorien: 472 kcal
- Kohlenhydrate: 45 g
- Protein: 18 g
- Fett: 25 g
- extra Zucker: 1 g
- Ballaststoffe: 13 g

DAS BRAUCHST DU

- 200 g Quinoa
- 500 g Brokkoli (1 Brokkoli)
- 300 g Austernpilze
- 5 Frühlingszwiebeln
- 4 Schalotten
- 20 g Ingwer (1 Stück)
- 1 Knoblauchzehe
- 2 EL Kokosöl
- 1 TL Kurkuma
- 1 TL indisches Currypulver
- 5 g Kokosblütenzucker (1 TL)
- 150 ml Kokosmilch
- 100 g Frischkäse
- 1 Mandarine (Saft)
- Salz
- Pfeffer

ZUBEREITUNG

1. Spüle den Quinoa unter heißem Wasser ab und koche ihn gar.
2. Brokkoli waschen, putzen, teilen und zerschneiden.
3. Dämpfe ihn 5 Minuten.
4. Jetzt die Pilze putzen und in Stücke teilen.
5. Wasche und putze die Frühlingszwiebeln und schneide sie in kleine Röllchen.
6. Nun schälst du den Ingwer, den Knoblauch und die Schalotten und hackst du klein.
7. Erhitze einen Esslöffel Öl in einem Topf und dünste alles darin bei mittlerer Hitze, bis es glasig aussieht.
8. Bestreue nun die Mischung aus Ingwer, Knoblauch und Schalotten mit Currypulver, Zucker und Kurkuma und lasse sie etwa 2 Minuten karamellisieren.
9. Lösche es mit Kokosmilch ab und lasse nun alles zwischen 5 und 8 Minuten köcheln.
10. Erhitze jetzt das übrige Öl in einer Pfanne und brate etwa 5 Minuten die Pilze mit den Frühlingszwiebeln.

11. Nimm nun Pfeffer und Salz und würze es vorsichtig.
12. Jetzt kannst du zum Mandarinensaft und zum Fischkäse greifen und beides in die Currysauce rühren.
13. Am besten mixt du es so lange, bis die Sauce schaumig wird.
14. Schmecke sie mit Currypulver und Salz ab.
15. Nun richtest du den Quinoa nach deinem Belieben an.
16. Verteile nun den Brokkoli mit der Pilz-Zwiebel-Mischung darauf und gib abschließend noch die Sauce darüber.
17. Fertig ist die Quinoa mit Brokkoli, Pilzen und Currysauce!

MEINE NOTIZEN:

Scharfer Steaksalat mit Chinakohl und Papaya

➢ ZUBEREITUNGSZEIT 35 Minuten

NÄHRWERTE (pro Portion)

- Kalorien: 441 kcal
- Kohlenhydrate: 10 g
- Protein: 50 g
- Fett: 21 g
- extra Zucker: 2 g
- Ballaststoffe: 5 g

DAS BRAUCHST DU

- 250 g kleine Papaya (1 kleine Papaya)
- 200 g Tomaten (3 Tomaten)
- ½ Zitrone
- 4 EL Tomatensaft
- 1 TL flüssiger Honig
- 4 EL Olivenöl
- 5 Stiele Koriander
- 1 TL schwarze Pfefferkörner
- 300 g Rumpsteak (2 Rumpsteaks)
- 1 TL Paprikapulver
- 250 g kleiner Chinakohl (0.5 kleiner Chinakohl)
- Salz
- Pfeffer
- Tabasco

ZUBEREITUNG

1. Schäle die Papaya und entferne die Kerne.
2. Schneide ihr Fruchtfleisch in Stücke.
3. Wasche als Nächstes die Tomaten, viertel und entkerne sie.
4. Mische nun die Papaya und die Tomaten in einer Schüssel zusammen.
5. Presse die halbe Zitrone aus und gib einen Esslöffel davon zusammen mit dem Tomatensaft, dem Honig und mit 2 Esslöffeln Olivenöl dazu.
6. Jetzt den Koriander waschen, abtrocknen, Blätter abzupfen und klein hacken.
7. Rühre die Blätter unter die Tomatensauce.
8. Würze sie mit Salz, Pfeffer und Tabasco und gib sie über die Papaya und die Tomaten.
9. Zerstoße jetzt die Pfefferkörner.
10. Tupfe die Steaks trocken und bestreue eine Seite mit Paprikapulver.
11. Wende nun beide Seiten im zerstoßenen Pfeffer und salze sie leicht.

12. Erhitze das restliche Öl in einer Pfanne und brate die Steaks darin ungefähr 3 Minuten bei starker Hitze.
13. Nimm die Steaks dann aus der Pfanne, wickle sie in Aluminiumfolie und lasse sie 4 Minuten ruhen.
14. Inzwischen putzt du den Chinakohl, wäschst ihn und schneidest ihn in Streifen.
15. Gib ihn auf einen Teller und verteile die Papaya-Tomaten-Mischung darauf.
16. Teile die Steaks in 5 Scheiben und lege sie auf den Salat.

MEINE NOTIZEN:

Pürierte Linsensuppe mit Steinpilzen und Entenbrust

➢ ZUBEREITUNGSZEIT 50 Minuten (fertig in 1 h 10 min)

NÄHRWERTE (pro Portion)

- Kalorien: 585 kcal
- Kohlenhydrate: 19 g
- Protein: 39 g
- Fett: 39 g
- extra Zucker: 0 g
- Ballaststoffe: 11 g

DAS BRAUCHST DU

- 100 g kleine Zwiebeln (2 kleine Zwiebeln)
- 1 Knoblauchzehe
- 2 Zweige Thymian
- 3 EL Olivenöl
- 150 g rote Linsen
- 1 EL Paprikapulver (edelsüß)
- 1 Msp. Kreuzkümmel
- 1 EL Tomatenmark
- 1 l Geflügelbrühe
- 275 g Entenbrustfilet (1 Entenbrustfilet)
- 200 g sehr kleine Steinpilze
- 150 ml Sojacreme
- Salz
- Pfeffer

ZUBEREITUNG

1. Schäle und hacke die Zwiebeln und den Knoblauch.
2. Wasche und trockne den Thymian und zupfe seine Blätter ab.
3. Erhitze anderthalb Esslöffel Öl in einem Topf.
4. Dünste darin die Zwiebeln und den Knoblauch glasig.
5. Gib die Linsen dazu und dünste auch sie, aber nur kurz.
6. Streue den Kreuzkümmel und das Paprikapulver darüber.
7. Gib das Tomatenmark dazu und gieße die Brühe hinzu.
8. Lasse es aufkochen und koche es 15 Minuten lang.
9. Entenbrust aufschneiden und leicht einritzen.
10. Lege sie nun in die Pfanne und brate sie bei kleiner Hitze ca.
11. 15 Minuten lang.
12. Wende sie zwischendurch.
13. Brate auch die Fleischseite 2 bis 3 Minuten.
14. Würze sie mit Salz und Pfeffer.

15. Lasse die Entenbrust nun 5 Minuten bedeckt mit Aluminiumfolie ruhen.
16. Putze nun die Steinpilze, schneide die Stiele ab und halbiere die Pilze, wenn sie zu groß sind.
17. Brate die Pilze in einer Pfanne mit dem restlichen Öl an und würze sie mit Pfeffer, Salz und etwas Thymian.
18. Püriere die Suppe fein und siebe sie mit einem feinen Sieb.
19. Gieße die Sojacreme dazu und lasse sie aufkochen.
20. Würze sie noch mit Pfeffer und Salz.
21. Schneide nun die Entenbrust dünn auf und gib die Steinpilze auf die Suppe.

MEINE NOTIZEN:

Süßkartoffelsuppe mit Grünkohl

➢ ZUBEREITUNGSZEIT 40 Minuten

NÄHRWERTE (pro Portion)

- Kalorien: 278 kcal
- Kohlenhydrate: 27 g
- Protein: 8 g
- Fett: 14 g
- extra Zucker: 0 g
- Ballaststoffe: 7 g

DAS BRAUCHST DU

- 1 Zwiebel
- 1 Knoblauchzehe
- 2 Möhren
- 400 g Süßkartoffeln
- 150 g Knollensellerie (1 Stück)
- 2 EL Olivenöl
- 1 l Gemüsebrühe
- 200 g Grünkohl
- 40 g Pekannüsse
- 200 g Joghurt (1,5 % Fett)
- Jodsalz mit Fluorid
- Chilipulver

ZUBEREITUNG

1. Schäle zuerst den Knoblauch, die Zwiebel, die Süßkartoffeln und Möhren sowie den Sellerie und schneide sie zu kleinen Würfeln.
2. Erhitze das Öl in einem Topf.
3. Dünste nun das gewürfelte Gemüse bei starker Hitze etwa 3 Minuten an.
4. Würze es mit Chilipulver und Salz, gieße die Brühe hinzu und lasse es bei geringer Hitze ungefähr 20 Minuten köcheln.
5. Wasche in der Zwischenzeit den Grünkohl und blanchiere die Blätter in kochendem Salzwasser.
6. Gieße ihn ab, schrecke ihn mit kaltem Wasser ab und hacke ihn grob.
7. Erhitze Butter in einer Pfanne und dünste den Blumenkohl bei mittlerer Hitze ungefähr 5 Minuten an.
8. Zerdrücke die Pecanüsse.
9. Püriere die Suppe fein und nimm sie vom Herd.
10. Gib den Joghurt hinzu und schmecke alles mit Chilipulver und Salz ab.
11. Gib die Süßkartoffelsuppe in tiefe Teller.
12. Gib anschließend noch Grünkohl und Nüsse darauf.

Portugiesischer Grünkohl-Eintopf mit Garnelen

➢ ZUBEREITUNGSZEIT 60 Minuten

NÄHRWERTE (pro Portion)

- Kalorien: 380 kcal
- Kohlenhydrate: 13 g
- Protein: 28 g
- Fett: 23 g
- extra Zucker: 0 g
- Ballaststoffe: 6 g

DAS BRAUCHST DU

- 3 Zwiebeln
- 2 Knoblauchzehen
- 100 g weiche Chorizo
- 300 g Kartoffeln (5 Kartoffeln)
- 4 EL Olivenöl
- 1 Msp. Kreuzkümmel
- 800 ml klassische Gemüsebrühe
- 450 g Grünkohl
- ½ Bio-Zitrone
- 350 g Garnelen (küchenfertig; ohne Kopf und Schale)
- Salz
- Pfeffer

ZUBEREITUNG

1. Schäle den Knoblauch, die Kartoffeln und die Zwiebeln in kleine Würfel.
2. Die Wurst ebenfalls würfeln.
3. Erhitze 2 EL Olivenöl in einem Topf.
4. Dünste darin die Zwiebeln glasig.
5. Gib den Knoblauch und Chorizo dazu und brate alles.
6. Gib die Brühe mit den Kartoffeln und dem Kreuzkümmel hinzu und koche es einmal auf, um es weitere 20 Minuten zu garen.
7. In der Zwischenzeit kannst du den Grünkohl putzen, gründlich waschen und abtropfen lassen.
8. Zerschneide ihn in feine Streifen.
9. Spüle die Zitrone heiß ab und reibe etwas Schale ab.
10. Püriere die Zwiebeln, die Kartoffeln, den Knoblauch und die Wurst fein mit der Brühe.
11. Gib den Kohl in den Fond und lass alles weitere 10 Minuten kochen.
12. Spüle die Garnelen ab und gib sie in den Eintopf.
13. Alles nochmals aufkochen und 2 Minuten kochen lassen.

14. Schmecke alles mit Pfeffer und Salz ab.
15. Du kannst den Eintopf nun anrichten.

MEINE NOTIZEN:

Klare Grünkohlsuppe mit Kichererbsen und Tomaten

➢ ZUBEREITUNGSZEIT 20 Minuten (fertig in 50 Minuten)

NÄHRWERTE (pro Portion)

- Kalorien: 289 kcal
- Kohlenhydrate: 31 g
- Protein: 16 g
- Fett: 9 g
- extra Zucker: 2 g
- Ballaststoffe: 13 g

DAS BRAUCHST DU

- 275 g frischer Grünkohl
- 1 Zwiebel
- 1 EL Olivenöl
- 1 EL spanisches Paprikapulver (geräuchert)
- 1 TL Paprikapulver (rosenscharf)
- 650 ml klassische Gemüsebrühe
- 240 g Kichererbsen (Dose; Abtropfgewicht)
- 4 Eiertomaten
- 1 TL flüssiger Honig
- 1 kleine Bio-Zitrone (nach Belieben)
- Pfeffer
- Salz

ZUBEREITUNG

1. Putze den Grünkohl und wasche ihn gründlich.
2. Gare ihn anschließend in kochendem Salzwasser etwa 4 Minuten.
3. Schrecke ihn dann mit kaltem Wasser ab.
4. Drücke ihn nun gut aus und hacke ihn grob.
5. Schäle nun die Zwiebeln, viertel sie und schneide sie in feine Steifen.
6. Erhitze das Öl in einem Topf und dünste darin den Grünkohl mit den Zwiebeln 4 Minuten an.
7. Gib das Paprikapulver hinzu und dünste es damit an.
8. Gib die Brühe hinzu und koche sie kurz auf.
9. Lasse sie 20 Minuten bei mittlerer Hitze kochen.
10. Spüle die Kichererbsen ab und lasse sie abtropfen.
11. Gib sie zur Suppe und koche sie 10 Minuten weiter.
12. Jetzt kannst du die Tomaten waschen, vierteln und in feine Würfel schneiden.
13. Gib noch etwas Honig hinzu und erhitze ihn darin.
14. Spüle die Zitrone heiß ab und reibe die Schale fein.

15. Wenn du möchtest, kannst du auch noch einen Teelöffel Zitronenschale zur Suppe geben.
16. Schmecke nun alles mit Salz und Pfeffer ab.
17. Du kannst die Suppe nun servieren.

MEINE NOTIZEN:

Japanischer Nudelsalat mit Tofu und Rettich

➢ ZUBEREITUNGSZEIT 40 Minuten

NÄHRWERTE (pro Portion)

- Kalorien: 574 kcal
- Kohlenhydrate: 71 g
- Protein: 24 g
- Fett: 20 g
- extra Zucker: 0 g
- Ballaststoffe: 9 g

DAS BRAUCHST DU

- 150 g Soba-Nudel
- 1 Limette
- 3 EL Sesam
- 2 EL Sojasauce
- 1 TL Agavendicksaft
- 50 ml klassische Gemüse-brühe
- 3 Frühlingszwiebeln
- 125 g Takuan
- 100 g Zuckerschoten
- 175 g fester Tofu
- Salz

ZUBEREITUNG

1. Gare die Soba-Nudeln nach Packungsanleitung in Salzwasser, gieße und schrecke sie ab.
2. In der Zwischenzeit kannst du die Limette halbieren und anschließend auspressen.
3. Röste den Sesam leicht in einer Pfanne und lege einen Esslöffel beiseite.
4. Gib den Rest in einen Mörser und zerstoße ihn.
5. Verrühre nun die Brühe mit dem Agavendicksaft, dem Limettensaft und der Sojasauce.
6. Gib den zerstoßenen Sesam hinzu.
7. Putze und wasche die Frühlingszwiebeln.
8. Schneide sie und den Takuan schräg in dünne Scheiben.
9. Mische die Nudeln mit dem Takuan, den Zuckerschoten und den Zwiebeln mit dreiviertel der Sesamsauce.
10. Lasse das Ganze 10 Minuten ziehen.
11. Erhitze in der Zwischenzeit eine Grillpfanne.
12. Schneide den Tofu in Scheiben und bestreiche ihn mit der restlichen Sesamsauce.
13. Grille den Tofu von jeder Seite.

14. Gib den Nudelsalat mit dem Tofu auf Teller und bestreue diese mit dem übrigen Sesam.

Wirsing-Apfel-Gemüse mit roten Linsen und Datteln

➢ ZUBEREITUNGSZEIT 30 Minuten

NÄHRWERTE (pro Portion)

- Kalorien: 574 kcal
- Kohlenhydrate: 60 g
- Protein: 21 g
- Fett: 27 g
- extra Zucker: 0 g
- Ballaststoffe: 16 g

DAS BRAUCHST DU

- 1 Schalotte
- 400 g Wirsing
- 200 g säuerlicher Äpfel (1 säuerlicher Apfel)
- 50 g getrocknete Dattel (ohne Stein)
- 2 EL Olivenöl
- 100 g rote Linsen
- 150 ml klassische Gemüse-brühe
- Salz
- Pfeffer
- 50 g Haselnusskerne
- 50 g Rucola (0.5 Bund)

ZUBEREITUNG

1. Schäle die Schalotten und hacke sie fein.
2. Putze und wasche den Wirsing und schneide ihn in feine Streifen.
3. Wasche als Nächstes den Apfel, reibe ihn trocken, viertel und entkerne ihn.
4. Schneide ihn anschließend in Würfel.
5. Nun halbierst du die Datteln und schneidest sie ebenfalls in Streifen.
6. Erhitze Öl in einer Pfanne und dünste darin die Schalotten glasig.
7. Füge den Wirsing hinzu und dünste ihn für 5 Minuten.
8. Rühre den Apfel sowie die Linsen und die Datteln ein und dünste das Ganze für weitere 2 Minuten.
9. Gieße die Brühe dazu und dünste alles noch einmal 10 Minuten lang.
10. Schmecke es mit Salz und Pfeffer ab.
11. Jetzt hackst du die Haselnüsse grob und röstest sie in einer Pfanne an.
12. Putze den Rucola und wasche ihn.
13. Schneide ihn und streue die Haselnüsse über das Gemüse.
14. Du kannst es nun servieren.

Süßkartoffel-Curry mit Basmatireis

➢ ZUBEREITUNGSZEIT 40 Minuten

NÄHRWERTE (pro Portion)

❖ Kalorien: 488 kcal
❖ Kohlenhydrate: 89 g
❖ Protein: 8 g
❖ Fett: 10 g
❖ extra Zucker: 0 g
❖ Ballaststoffe: 8 g

DAS BRAUCHST DU

- 200 g Basmati-Vollkornreis
- 800 g Süßkartoffeln (2 Süßkartoffeln)
- 1 EL Sesamöl
- 30 g grüne Currypaste (2 EL)
- ½ Limette (Saft)
- 300 ml Gemüsebrühe
- 200 ml Kokosmilch (9 % Fett)
- 10 g Petersilie (0.5 Bund)
- Salz
- Pfeffer

ZUBEREITUNG

1. Koche den Reis in Salzwasser nach der Packungsanleitung.
2. Schäle in der Zwischenzeit die Süßkartoffeln und würfle sie.
3. Erhitze Öl in einer Pfanne und brate die Kartoffelwürfel darin etwa 5 bis 8 Minuten.
4. Gib die Currypaste hinzu und brate sie weitere 2 Minuten.
5. Vergiss das Rühren nicht! Lösche das Ganze mit Limettensaft und Brühe ab und gieße die Kokosmilch hinzu.
6. Lasse das Curry etwa 4 bis 5 Minuten bei mittlerer Hitze köcheln.
7. In der Zwischenzeit wäschst du die Petersilie und schneidest die Blätter in Streifen.

8. Schmecke das Curry mit Pfeffer und Salz ab, bestreue es mit Petersilie und serviere es mit Reis.

Buchweizen mit Brokkoli und Ei

➢ ZUBEREITUNGSZEIT 30 Minuten (fertig in 40 Minuten)

NÄHRWERTE (pro Portion)

- Kalorien: 406 kcal
- Kohlenhydrate: 50 g
- Protein: 21 g
- Fett: 13 g
- extra Zucker: 0 g
- Ballaststoffe: 11 g

DAS BRAUCHST DU

- 200 g Buchweizen
- 300 g Rotkohl (1 Stück)
- 1 EL Balsamessig
- 300 g Brokkoli
- 150 g TK- Sojabohne in der Schote (Edamame)
- ¼ TL Koriander
- 30 g Aprikosenfruchtaufstrich (2 EL)
- 3 EL Sojasauce
- 1 EL Zitronensaft
- 1 EL Sesamöl
- 1 EL Rapsöl
- 4 Eier
- Pfeffer
- Salz

ZUBEREITUNG

1. Spüle den Buchweizen mit Wasser ab und gare ihn in Salzwasser bissfest.
2. Lasse ihn abschließend auskühlen.
3. Putze in der Zwischenzeit den Rotkohl, wasche ihn und hoble ihn in feine Streifen.
4. Würze ihn mit Balsamessig, Pfeffer und Salz.
5. Knete ihn durch und lass ihn gut durchziehen.
6. Putze nun den Brokkoli, wasche ihn und gare ihn zugedeckt bei mittlerer Hitze in Salzwasser zusammen mit den Sojabohnen bissfest.
7. Gieße ihn ab und würze ihn mit Pfeffer, Salz und Koriander.
8. Halte ihn weiterhin warm.
9. Kommen wir nun zur Sauce: Verrühre dazu die Sojasauce mit dem Zitronensaft, dem Aprikosenaufstrich, dem Sesamöl und mit 5 Esslöffeln Wasser.
10. Erhitze Rapsöl in einer Pfanne und brate darin 4 Spiegeleier etwa 5 bis 7 Minuten.
11. Würze sie mit Pfeffer und Salz.
12. Richte nun alles in Schalen an, gib das Spiegelei darauf und beträufle es mit der Sauce.

Green Smoothie mit Minze

➢ ZUBEREITUNGSZEIT 15 Minuten

NÄHRWERTE (pro Portion)

- Kalorien: 71 kcal
- Kohlenhydrate: 13 g
- Protein: 2 g
- Fett: 1 g
- extra Zucker: 0 g
- Ballaststoffe: 3 g

DAS BRAUCHST DU

- 100 g Baby-Spinat
- 20 g Grünkohl (1 Handvoll)
- 1 Apfel
- 20 g Ingwer (1 Stück)
- 4 Stiele Minze
- 2 EL Limettensaft
- 30 g Zarte Haferflocken (2 EL)

ZUBEREITUNG

1. Wasche und putze den Spinat und den Grünkohl.
2. Putze und wasche den Apfel.
3. Entkerne ihn und zerschneide ihn in kleine Würfel.
4. Schäle und schneide den Ingwer.
5. Wasche die Minze und zupfe ihre Blätter ab.
6. Gib nun 400 ml Wasser, die Apfelwürfel, den Limettensaft, 1 ½ Esslöffel Haferflocken, den Ingwer und den Spinat sowie den Kohl und die Hälfte der Minzblätter in einen Mixer.
7. Püriere alles zu einer sehr feinen Masse.
8. Fülle den Smoothie in Gläser und bestreue ihn mit den restlichen Haferflocken und den Minzblättern.

Klare Grünkohlsuppe mit Kichererbsen und Tomaten

- ZUBEREITUNGSZEIT 20 Minuten (fertig in 50 Minuten)

NÄHRWERTE (pro Portion)

- Kalorien: 298 kcal
- Kohlenhydrate: 31 g
- Protein: 16 g
- Fett: 9 g
- extra Zucker: 2 g
- Ballaststoffe: 13 g

DAS BRAUCHST DU

- 275 g Frischer Grünkohl
- 1 Zwiebel
- 1 EL Olivenöl
- 2 EL Paprikapulver
- 650 ml Klassische Gemüsebrühe
- 240 g Kichererbsen
- 4 Eiertomaten
- 1 TL Flüssiger Honig
- 1 Kleine Bio-Zitrone
- Salz
- Pfeffer

ZUBEREITUNG

1. Putze den Grünkohl und wasche ihn gründlich.
2. In kochendem Salzwasser 3-4 Minuten garen.
3. In kaltem Wasser abschrecken, damit Farbe und Biss erhalten bleiben.
4. Anschließend gut ausdrücken und grob hacken.
5. Schäle die Zwiebel, viertel sie und schneide sie in feine Streifen.
6. Öl in einem großen Topf erhitzen und Zwiebel sowie Grünkohl darin 4 Minuten andünsten.
7. Paprikapulver darüberstreuen.
8. Die Brühe dazugeben, aufkochen und anschließend kochen lassen für 20 Minuten.
9. Kichererbsen in einem Sieb abspülen und abtropfen lassen.
10. Zur Suppe geben und 10 Minuten weiterkochen.
11. Tomaten waschen, vierteln, entkernen und fein würfeln.
12. Gib Honig zur Suppe und erhitze das Ganze.
13. Zitrone heiß abspülen, trockenreiben und die Schale fein abreiben.
14. Nach Belieben 1/2 -1 TL Zitronenschale in die Suppe geben.
15. Mit Salz und Pfeffer abschmecken und servieren.

Grünkohl-Kokos-Suppe

➢ ZUBEREITUNGSZEIT 30 Minuten

NÄHRWERTE (pro Portion)

- Kalorien: 309 kcal
- Kohlenhydrate: 30 g
- Protein: 16 g
- Fett: 13 g
- extra Zucker: 0 g
- Ballaststoffe: 11 g

DAS BRAUCHST DU

- 140 g große rote Zwiebeln (2 Stück)
- 1 Knoblauchzehe
- 20 g Ingwer (1 Stück)
- 1 EL Erdnussöl
- 800 ml Gemüsebrühe
- 200 ml Kokosmilch (9 % Fett)
- 150 g rote Linsen
- 50 g getrocknete Aprikosen
- 250 g Grünkohl
- 30 g Erdnusskern
- 7 g Kokosraspel (1 EL)
- ½ TL Koriandersamen
- 1 EL Zitronensaft
- Salz
- Cayennepfeffer

ZUBEREITUNG

1. Schäle den Knoblauch, den Ingwer und die Zwiebeln.
2. Würfle den Ingwer und den Knoblauch.
3. Schneide die Zwiebeln in Streifen.
4. Erhitze Öl in einem Topf und dünste darin die Zwiebeln, den Ingwer und den Knoblauch bei mittlerer Hitze für 2 Minuten.
5. Gib die Brühe und die Linsen sowie die Kokosmilch hinzu.
6. Lasse es aufkochen und köcheln.
7. In der Zwischenzeit hackst du die Aprikosen fein.
8. Putze und wasche den Grünkohl.
9. Hacke ihn zu feinen Stücken und gib ihn mit den Aprikosen zur Suppe.
10. Vergiss nicht, gelegentlich zu rühren.
11. Lasse es bei mittlerer Hitze für etwa 15 Minuten köcheln.
12. In der Zwischenzeit röstest du die Erdnüsse mit den Koriandersamen und den Kokosraspeln in einer Pfanne bei mittlerer Hitze.
13. Lasse sie 5 Minuten abkühlen.
14. Nimm von der Suppe 2 Kellen, püriere diese fein und rühre sie zur Bindung unter die übrige Suppe.
15. Schmecke sie mit Salz, Cayennepfeffer und Zitronensaft ab, fülle sie in Schüsseln und bestreue sie mit den Erdnüssen und mit Kokos.

GRÜNKOHL-QUINOA MIT LACHS

➢ ZUBEREITUNGSZEIT 25 Minuten

NÄHRWERTE (pro Portion)

- Kalorien: 365 kcal Kohlenhydrate: 9 g
- Protein: 24 g
- Fett: 26 g
- extra Zucker: 0 g
- Ballaststoffe: 6 g

DAS BRAUCHST DU

- 340 ml Gemüsebrühe
- 150 g Quinoa
- 500 g Grünkohl
- 400 g Lachsfilet
- 2 TL Olivenöl
- 40 ml Apfelsaft
- 1 EL Weinessig
- 1 EL Zitronensaft
- 7 g Senf (1 TL)
- Pfeffer
- Jodsalz mit Fluorid

ZUBEREITUNG

1. Bringe 300 ml Gemüsebrühe in einem Kopf zum Kochen.
2. Spüle den Quinoa mit Wasser ab und gare ihn in der kochenden Brühe etwa 15 Minuten bissfest.
3. Putze in der Zwischenzeit den Grünkohl, wasche ihn und hacke ihn in kleine Stücke.
4. Gare ihn in kochendem Salzwasser für 10 Minuten.
5. Gieße ihn anschließend ab, schrecke ihn mit kaltem Wasser ab und lasse ihn abtropfen.
6. Spüle inzwischen das Lachsfilet ab, tupfe es trocken und salze es.
7. Erhitze in einer Pfanne einen Teelöffel Olivenöl.
8. Brate den Lachs darin ungefähr 3 Minuten bei starker Hitze an.
9. Gieße den Apfelsaft hinzu und dünste den Lachs für weitere 8 Minuten bei kleiner Hitze.
10. Wende ihn dabei einmal.
11. Verrühre nun die restliche Brühe, den Zitronensaft, das Öl, Salz und Pfeffer mit dem Senf.
12. Teile den Lachs in Stücke und mische ihn mit dem Quinoa und dem Grünkohl.
13. Verteile den Salat auf Tellern und beträufle ihn mit dem Dressing.

Bunte Pizzasuppe

➢ ZUBEREITUNGSZEIT 30 Minuten

NÄHRWERTE (pro Portion)

- Kalorien: 379 kcal
- Kohlenhydrate: 27 g
- Protein: 28 g
- Fett: 16 g
- extra Zucker: 1 g
- Ballaststoffe: 6 g

DAS BRAUCHST DU

- 1 kleine Zwiebe
- 1 Knoblauchzehe
- 125 g Champignons
- 2 EL Olivenöl
- 125 g Rinderhackfleisch
- Salz Pfeffer
- 1 TL getrockneter Oregano
- 250 g passierte Tomate (Glas)
- 300 ml Gemüsebrühe
- 50 g Frischkäse (2 EL)
- 1 gelbe Paprikaschote (150 g)
- 10 g Rucola (1 Handvoll)
- 20 g Parmesan am Stück

ZUBEREITUNG

1. Schäle und hacke die Zwiebel und den Knoblauch.
2. Putze die Champignons und viertel sie.
3. Erhitze nun einen Esslöffel Öl in einem Topf und brate darin das Hackfleisch bei starker Hitze an.
4. Gib die Zwiebel, die Champignons und den Knoblauch dazu und brate alles ebenfalls ungefähr 5 Minuten an.
5. Würze es mit Pfeffer, Salz und Oregano.
6. Gieße die Brühe und die Tomaten hinzu.
7. Rühre den Frischkäse ein und lasse alles 10 Minuten köcheln.
8. Wasche und halbiere die Paprikaschote.
9. Entkerne sie und schneide sie in kleine Würfel.
10. Wasche den Rucola und hacke ihn.
11. Mische ihn mit dem restlichen Öl und würze ihn mit Pfeffer und Salz.
12. Hoble den Parmesan.
13. Gib die Paprikawürfel zur Suppe und rühre sie unter.
14. Gib die Pizzasuppe in Schalen und gib das Rucola-Öl und den Parmesan darüber.

Apfel-Sellerie-Suppe mit geröstetem Fenchel

➢ ZUBEREITUNGSZEIT 60 Minuten

NÄHRWERTE (pro Portion)

- Kalorien: 278 kcal
- Kohlenhydrate: 17 g
- Protein: 7 g
- Fett: 19 g
- extra Zucker: 0 g
- Ballaststoffe: 13 g

DAS BRAUCHST DU

- 1 Zwiebel
- 325 g Knollensellerie (1 Stück)
- 175 g 1 säuerlicher Äpfel
- 2 EL Rapsöl
- 600 ml klassische Gemüsebrühe
- 1 kleine Fenchelknolle (ca. 200)
- 100 ml Sojacreme
- Salz
- Pfeffer

ZUBEREITUNG

1. Schäle die Zwiebel und den Sellerie und würfle sie grob.
2. Schäle den Apfel und viertel ihn.
3. Entferne die Kerne und schneide ihn in Würfel.
4. Erhitze die Hälfte des Öls in einem Topf und dünste die Zwiebeln darin glasig.
5. Gib die Apfel- und Selleriestücke dazu und dünste sie ebenfalls.
6. Gieße die Brühe dazu, koche sie auf und gare sie 45 Minuten.
7. Putze den Fenchel und würfle ihn.
8. Gib das restliche Öl in eine Pfanne und röste darin die Fenchelwürfel.
9. Würze sie mit Pfeffer und Salz.
10. Püriere die Suppenzutaten in der Brühe.
11. Streiche die Suppe durch ein Sieb und gieße sie wieder in den Topf.
12. Gib die Sojacreme dazu und erhitze sie nochmals.
13. Schmecke sie mit Pfeffer und Salz ab.

Garnelen-Mango-Cocktail

➤ ZUBEREITUNGSZEIT 30 Minuten

NÄHRWERTE (pro Portion)

- Kalorien: 329 kcal
- Kohlenhydrate: 21 g
- Protein: 31 g
- Fett: 13 g
- extra Zucker: 4 g
- Ballaststoffe: 4 g

DAS BRAUCHST DU

- 1 große, reife Mango
- 1 rote Paprikaschote
- 1 Bund Rucola
- 1 Handvoll Sojasprossen
- 12 küchenfertige Garnelen
- 2 (geschält und entdarmt)
- 4 EL Knoblauchzehen
- 1 Olivenöl
- 3 EL unbehandelte Orange
- Balsamessig
- Salz
- Pfeffer aus der Mühle

ZUBEREITUNG

1. Schäle die Mango und würfle das Fruchtfleisch.
2. Wasche die Paprikaschote, entkerne sie und schneide sie in Streifen.
3. Wasche den Rucola und schneide ihn grob.
4. Gib die Zutaten mit den Sprossen in eine Schüssel.
5. Wasche die Garnelen.
6. Schäle den Knoblauch und zerkleinere ihn.
7. Brate ihn kurz mit den Garnelen in einer Pfanne mit einem Esslöffel Öl.
8. Presse die Orangen aus und gib den Saft zu den Garnelen.
9. Lasse es ziehen.
10. Verrühre die Salatzutaten mit dem restlichen Öl, dem Balsamico sowie mit Pfeffer und Salz.
11. Abschmecken nicht vergessen!

Limetten-Pasta mit Garnelen

➢ ZUBEREITUNGSZEIT 30 Minuten

NÄHRWERTE (pro Portion)

- Kalorien: 329 kcal
- Kohlenhydrate: 21 g
- Protein: 31 g
- Fett: 13 g
- extra Zucker: 4 g
- Ballaststoffe: 4 g

DAS BRAUCHST DU

- 350 g Garnelen (TK)
- 300 g Vollkorn-Tagliatelle
- 2 Bio-Limetten
- 4 EL Gemüsebrühe
- 1 TL Olivenöl
- 1 Bund Basilikum
- Salz
- Pfeffer

ZUBEREITUNG

1. Lasse die Garnelen antauen und spüle sie kalt ab.
2. Gare die Nudeln bissfest in Salzwasser.
3. Wasche in der Zwischenzeit die Limetten.
4. Reibe ihre Schale ab und presse den Saft aus.
5. Verrühre den Saft mit der Gemüsebrühe, Pfeffer und Salz.
6. Erhitze Olivenöl in einer Pfanne und brate darin die Garnelen bei mittlerer Hitze.
7. Würze sie mit Pfeffer und Salz.
8. Wasche nun das Basilikum, zupfe die Blätter ab und zerschneide sie grob.
9. Gieße die Nudeln ab und fange eine halbe Tasse des Kochwassers auf.
10. Mische die Nudeln mit der Brühe, den Garnelen, dem Basilikum, dem Kochwasser und der Limettenschale.

Garnelen mit Grünkohl

➢ ZUBEREITUNGSZEIT 25 Minuten

NÄHRWERTE (pro Portion)

- Kalorien: 353 kcal
- Kohlenhydrate: 11 g
- Protein: 45 g
- Fett: 13 g
- extra Zucker: 0 g
- Ballaststoffe: 6 g

DAS BRAUCHST DU

- 800 g Grünkohl
- 2 rote Zwiebeln
- 2 Knoblauchzehen
- 2 EL Erdnussöl
- 200 ml Gemüsebrühe
- 16 Riesengarnelen (küchenfertig, ohne Kopf und Schale, entdarmt)
- ½ Bio-Orange (Schale)
- 4 EL Sojasauce
- 1 EL Limettensaft
- 1 TL Honig
- 2 EL Sesamsamen
- Chiliflocken

ZUBEREITUNG

1. Putze und wasche den Grünkohl.
2. Zerkleinere ihn grob.
3. Schäle den Knoblauch und die Zwiebeln und zerkleinere beides.
4. Erhitze einen Esslöffel Öl in einer Pfanne und brate darin die Zwiebeln und den Knoblauch an.
5. Mische den Kohl unter und brate ihn ebenfalls an.
6. Gieße die Brühe hinzu und dünste sie an.
7. Spüle die Garnelen ab und erhitze das restliche Öl in einer Pfanne.
8. Brate darin die Garnelen und mische diese mit dem Kohl, der Sojasauce, dem Honig, dem Limettensaft und den Chiliflocken.
9. Richte sie an und serviere sie bestreut mit Sesam.

Rucola-Sellerie-Drink mit Fenchel

➢ ZUBEREITUNGSZEIT 15 Minuten

NÄHRWERTE (pro Portion)

- ❖ Kalorien: 45 kcal
- ❖ Kohlenhydrate: 6 g
- ❖ Protein: 3 g
- ❖ Fett: 1 g
- ❖ extra Zucker: 0 g
- ❖ Ballaststoffe: 1 g

DAS BRAUCHST DU

- 200 g Knollensellerie (1 Stück)
- 150 g Fenchelknolle
- 80 g Rucola (1 Bund)
- 125 g Chicorée (1 Chicorée)
- Eiswürfel

ZUBEREITUNG

1. Wasche, putze und schäle den Sellerie.
2. Schneide eine dünne Scheibe ab und lege sie beiseite, den Rest grob würfeln.
3. Putze und wasche den Fenchel und würfle ihn grob.
4. Wasche den Rucola.
5. Chicorée waschen, trockentupfen und grob zerkleinern.
6. Die Selleriescheibe in schmale Stücke schneiden.
7. Selleriewürfel mit Fenchel, Rucola und Chicorée in einem Entsafter entsaften.
8. Gib es mit Eiswürfeln in ein Glas und garniere es mit Sellerie.

Apfel-Sellerie-Brotaufstrich mit Curry-Buttermilch-Frischkäs

➢ ZUBEREITUNGSZEIT 10 Minuten

NÄHRWERTE (pro Portion)

- Kalorien: 80 kcal
- Kohlenhydrate: 10 g
- Protein: 7 g
- Fett: 1 g
- extra Zucker: 0 g
- Ballaststoffe: 2 g

DAS BRAUCHST DU

- 2 Msp. Currypulver
- 100 g Buttermilch-Frischkäse
- 1 Stange Staudensellerie
- 150 g kleiner Äpfel (1 kleiner Apfel)
- Salz
- Pfeffer

ZUBEREITUNG

1. Verrühre 2 Esslöffel Wasser mit dem Currypulver.
2. Gib den Frischkäse hinzu und rühre es cremig.
3. Wasche den Sellerie.
4. Hacke das Grün fein und würfle den Sellerie.
5. Wasche den Apfel und würfle ihn.
6. Mische die Äpfel und den Sellerie mit dem Frischkäse.
7. Rühre alles cremig.
8. Schmecke den Brotaufstrich mit Pfeffer und Salz ab.

MEINE NOTIZEN:

Pikantes Apfel-Sellerie-Püree - perfekt zu geschmortem Fleisch

➢ ZUBEREITUNGSZEIT 35 Minuten

NÄHRWERTE (pro Portion)

- Kalorien: 168 kcal
- Kohlenhydrate: 14 g
- Protein: 3 g
- Fett: 10 g
- extra Zucker: 0 g
- Ballaststoffe: 9 g

DAS BRAUCHST DU

- 330 g Knollensellerie (1 Stück)
- 200 g säuerlicher Äpfel
- 4 EL Sojacreme
- 1 EL Butter
- Salz
- Pfeffer

ZUBEREITUNG

1. Schäle den Sellerie und schneide ihn in Würfel.
2. Schneide den Apfel ebenfalls in Würfel.
3. Gib beides in einen Topf und gieße so viel Salzwasser hinzu, dass alle Zutaten zur Hälfte bedeckt sind.
4. Koche es einmal auf und dann 20 Minuten bei geringer Hitze.
5. Gieße das Kochwasser ab.
6. Püriere alles zu einer feinen Masse und schlage die Butter mit der Sojacreme unter.
7. Schmecke es noch mit Pfeffer und Salz ab.

MEINE NOTIZEN:

Knusprige Garnelen in Bröselkruste auf Avocadocarpaccio

➢ ZUBEREITUNGSZEIT 30 Minuten

NÄHRWERTE (pro Portion)

- Kalorien: 504 kcal
- Kohlenhydrate: 20 g
- Protein: 35 g
- Fett: 31 g
- extra Zucker: 2 g
- Ballaststoffe: 4 g

DAS BRAUCHST DU

- ½ Bio-Zitrone
- 40 g Parmesan (1 Stück)
- 5 EL Semmelbrösel
- 2 Stiele glatte Petersilie
- 1 kleine Knoblauchzehe
- 300 g Riesengarnele (ohne Kopf)
- 1 Ei
- 2 EL Mehl
- 225 g Avocado (1 Avocado)
- 1 TL Honig
- 2 EL Olivenöl
- 1 Kästchen Gartenkresse
- Salz
- Pfeffer

ZUBEREITUNG

1. Wasche die Zitrone und reibe etwas Schale ab.
2. Reibe den Käse ebenfalls fein.
3. Mische beides mit Semmelbröseln.
4. Gib gehackte Petersilie sowie fein gehackte Knoblauchzehe hinzu.
5. Breche die Garnelen aus der Schale und würze sie mit Pfeffer und Salz.
6. Verquirle das Ei und wende die Garnelen erst im Mehl, dann im Ei und anschließend in den Semmelbröseln.
7. Lege sie auf ein Backblech und backe sie bei 225°C etwa 11 Minuten.
8. Halbiere die Avocado und löse das Fruchtfleisch heraus.
9. Schneide es in dünne Streifen und gib diese schon einmal auf die Teller.
10. Würze sie mit Pfeffer und Salz.
11. Presse die Zitrone aus und verrühre ihren Saft mit Pfeffer, Salz und Honig.
12. Schlage Olivenöl unter.
13. Beträufle die Avocadoscheiben mit der Sauce.

14. Streue Kresse über die Scheiben und serviere sie zu den Garnelen.

Rucola-Penne mit Kirschtomaten und Knoblauch

➢ ZUBEREITUNGSZEIT 25 Minuten

NÄHRWERTE (pro Portion)

- Kalorien: 421 kcal
- Kohlenhydrate: 59 g
- Protein: 17 g
- Fett: 12 g
- extra Zucker: 0 g
- Ballaststoffe: 12 g

DAS BRAUCHST DU

- 175 g Kirschtomaten
- 1 Knoblauchzehe
- 80 g Rucola (1 Bund)
- 175 g Penne (vorzugsweise Vollkorn)
- 25 g Pecorino (1 Stück)
- 1 ½ EL Olivenöl
- Salz
- Meersalz
- Pfeffer

ZUBEREITUNG

1. Wasche und halbiere die Tomaten.
2. Schäle den Knoblauch und schneide ihn in Scheiben.
3. Putze und wasche den Rucola.
4. Koche die Penne in Salzwasser bissfest.
5. Reibe inzwischen den Käse.
6. Erhitze Öl in einer Pfanne und dünste darin die Knoblauchscheiben glasig.
7. Gib die Tomaten dazu und dünste sie weich.
8. Gieße die Penne ab und gib sie mit dem Rucola zu den Tomaten.
9. Würze alles mit Pfeffer und Meersalz und serviere es bestreut mit Käse.

Rucola-Cremesuppe mit Parmesan

➢ ZUBEREITUNGSZEIT 15 Minuten (fertig in 30 Minuten)

NÄHRWERTE (pro Portion)

- Kalorien: 140 kcal
- Kohlenhydrate: 10 g
- Protein: 5 g
- Fett: 8 g
- extra Zucker: 0 g
- Ballaststoffe: 3 g

DAS BRAUCHST DU

- 150 g Kartoffeln
- 2 Schalotten
- 1 Knoblauchzehe
- 1 EL Rapsöl
- 1 l klassische Gemüsebrühe
- 100 ml Kochsahne
- 240 g Rucola
- 50 ml Buttermilch
- 20 g Parmesan
- Salz
- Pfeffer

ZUBEREITUNG

1. Schäle, wasche und rasple die Kartoffeln.
2. Schäle und würfle die Schalotten und den Knoblauch.
3. Erhitze Öl in einem Topf und dünste sie darin glasig.
4. Gib die Kartoffeln dazu und dünste sie mit.
5. Füge noch die Brühe und Sahne hinzu und koche es auf.
6. 10 Minuten kochen lassen.
7. Wasche den Rucola und hacke ihn sehr fein.
8. Gib ihn zur Suppe und lasse sie aufkochen.
9. Füge die Buttermilch hinzu und püriere alles zu einer feinen Suppe.
10. Pfeffern und Salzen nicht vergessen.
11. Geraspelten Käse darüber streuen.

Rucola-Mango-Salat mit gebratenem Hähnchenbrustfilet

➢ ZUBEREITUNGSZEIT 40 Minuten

NÄHRWERTE (pro Portion)

- Kalorien: 604 kcal
- Kohlenhydrate: 32 g
- Protein: 33 g
- Fett: 37 g
- extra Zucker: 5 g
- Ballaststoffe: 8 g

DAS BRAUCHST DU

- 125 g Rucola
- 1 kleine Mango
- 1 rote Paprikaschote
- 1 Bund Frühlingszwiebeln
- 2 EL Balsamessig
- 1 TL körniger Dijonsenf
- 2 TL flüssiger Honig
- 7 EL Olivenöl
- 250 g Hähnchenbrustfilet
- ½ TL
- Currypulver
- Salz
- Pfeffer

ZUBEREITUNG

1. Wasche den Rucola.
2. Schäle die Mango und würfle das Fruchtfleisch.
3. Würfle auch die Paprikaschote.
4. Wasche die Frühlingszwiebeln und schneide sie in Ringe.
5. Verrühre Honig, Senf, Essig, Pfeffer und Salz, gieße Öl hinzu und vermenge alles zur Salatsauce.
6. Schneide die Hähnchenbrust in dünne Streifen und klopfe sie flach.
7. Mische den Rucola mit den Frühlingszwiebeln.
8. Streue die Paprika- und Mangowürfel darüber.
9. Würze die Hähnchenscheiben mit Salz und Pfeffer und brate sie mit etwas Öl an.
10. Bestreue sie mit Curry und gib sie auf den Salat.

Gefüllte Lachsforellenfilets mit Tomaten und Rucola

- ZUBEREITUNGSZEIT 25 Minuten (fertig in 45 Minuten)

NÄHRWERTE (pro Portion)

- Kalorien: 345 kcal
- Kohlenhydrate: 6 g
- Protein: 56 g
- Fett: 9 g
- extra Zucker: 0 g
- Ballaststoffe: 1 g

DAS BRAUCHST DU

- 50 g getrocknete Tomaten
- 900 g große Lachsforellen-filet
- 2 EL körniger Senf
- 2 Bio-Limetten
- 1 Bund Rucola
- 3 Stiele Basilikum
- 1 EL Olivenöl
- Salz
- Pfeffer

ZUBEREITUNG

1. Weiche die Tomaten in heißem Wasser 10 Minuten ein.
2. Lasse sie abtropfen und hacke sie grob.
3. Wasche in der Zwischenzeit die Fischfilets und würze sie mit Pfeffer und Salz.
4. Bestreiche sie dünn mit Senf.
5. Schneide die Limetten in dünne Streifen.
6. Putze den Rucola und wasche das Basilikum.
7. Zupfe die Blätter ab und zerkleinere sie.
8. Gib die Tomaten und das Olivenöl dazu.
9. Bestreiche die Fischfilets damit.
10. Verteile die Limettenschalen in einer Auflaufform und gib den Fisch darauf.
11. Gare den Auflauf bei 200°C etwa 20 Minuten.

Chili-Cheddar-Brötchen mit Frischkäse und gekochtem Schinken fein belegt

➢ ZUBEREITUNGSZEIT 45 Minuten (fertig in 60 Minuten)

NÄHRWERTE (pro Portion)

- Kalorien: 204 kcal
- Kohlenhydrate: 11 g
- Protein: 9 g
- Fett: 13 g
- extra Zucker: 0 g
- Ballaststoffe: 2 g

DAS BRAUCHST DU

- 130 g Weizen-Vollkornmehl
- 1 TL Backpulver
- ½ TL Küchennatron
- ½ TL Salz
- 75 g Cheddar-Käse
- 1 rote Chilischote
- 40 g Joghurtbutter
- 1 Ei
- 4 EL Schlagsahne
- 75 ml Milch (1,5 % Fett)
- 80 g Rucola (1 Bund)
- 4 EL Frischkäse (13 % Fett)
- 100 g gekochter Schinken (hauchdünn geschnitten)

ZUBEREITUNG

1. Reibe den Cheddar grob.
2. Wasche die Chilischote und halbiere sie.
3. Gib sie mit dem Käse zum Mehl.
4. Gib noch die Butter hinzu und vermische alles.
5. Verquirle Sahne und Ei.
6. Gib die Sahnemischung zum Mehl mit der Milch.
7. Verknete alles zu einem glatten Teig und rolle ihn dick aus.
8. Stich Taler aus und leg sie auf ein Blech.
9. Bestreiche die Teigtaler mit der Mischung aus Ei und Sahne.
10. Backe die Brötchen bei 200°C etwa 20 Minuten.
11. Lasse sie auskühlen.
12. Wasche in der Zwischenzeit den Rucola.
13. Halbiere die Brötchen.
14. Bestreiche jeweils die untere Hälfte mit Frischkäse und lege Rucola und Schinken darauf.
15. Nun noch die obere Hälfte darauf setzen und servieren.

Rucolasalat mit Fenchel und Parmesan

➢ ZUBEREITUNGSZEIT 25 Minuten

NÄHRWERTE (pro Portion)

- Kalorien: 300 kcal
- Kohlenhydrate: 9 g
- Protein: 11 g
- Fett: 25 g
- extra Zucker: 3 g
- Ballaststoffe: 5 g

DAS BRAUCHST DU

- 250 g 1 Fenchelknolle
- 75 g Rucola (1 Bund)
- 1 Mini-Gurke
- 30 g Parmesan
- 2 EL Balsamessig
- 1 TL Honig
- 4 EL Olivenöl
- Salz
- Pfeffer

ZUBEREITUNG

1. Wasche den Fenchel und schneide ihn in feine Streifen.
2. Putze den Rucola und schäle die Salatgurke.
3. Schneide sie in feine Würfel.
4. Hoble den Parmesan.
5. Verrühre den Honig, den Balsamessig, Salz und Pfeffer mit dem Olivenöl und dem Fenchel zu einer Salatsauce.
6. Rühre die Gurkenwürfel unter.
7. Vermische den Rucola mit der Salatsauce, richte ihn an und bestreue den Salat mit Parmesan und Pfeffer.

MEINE NOTIZEN:

Lachs auf Salat mit Buchweizen und Limetten-Dressing

➢ ZUBEREITUNGSZEIT 30 Minuten

NÄHRWERTE (pro Portion)

- Kalorien: 450 kcal
- Kohlenhydrate: 23 g
- Protein: 9 g
- Fett: 26 g
- extra Zucker: 0 g
- Ballaststoffe: 4 g

DAS BRAUCHST DU

- 100 g Buchweizen
- ½ Radicchio oder roter Chicorée
- 80 g Rucola
- ½ Friséesalat
- 1 Bund Frühlingszwiebeln
- 4 Lachsfilets (à 125 g)
- 3 EL Olivenöl
- 1 Limette
- ½ TL Meerrettichpaste
- 30 g weiße Sesamsamen (6 TL)
- Salz
- Pfeffer

ZUBEREITUNG

1. Spüle den Buchweizen ab und lasse ihn in Wasser aufkochen.
2. Gare ihn bei kleiner Hitze und gieße ihn ab.
3. Wasche den Radicchio ab und schneide ihn in feine Streifen.
4. Wasche den Friséesalat und zupfe ihn in kleine Stücke.
5. Schneide die gewaschenen Frühlingszwiebeln in Ringe.
6. Wasche die Lachsfilets.
7. Erhitze einen Esslöffel Öl in einer Pfanne und brate die Lachsfilets darin.
8. Halbiere die Limette, presse den Saft aus und mische das restliche Olivenöl mit der Wasabi-Paste, dem Pfeffer, dem Salz und einem Teelöffel Sesam.
9. Mische den Salat und beträufle ihn mit Dressing.
10. Verteile ihn auf Tellern und gib den Buchweizen darauf.
11. Wälze die Lachsfilets in Sesam und würze sie mit Pfeffer und Salz.
12. Bestreue die Teller mit Frühlingszwiebeln und Sesam.

Lachs-Wraps mit Hüttenkäse

➢ ZUBEREITUNGSZEIT 15 Minuten

NÄHRWERTE (pro Portion)

- Kalorien: 557 kcal
- Kohlenhydrate: 56 g
- Protein: 40 g
- Fett: 18 g
- extra Zucker: 0 g
- Ballaststoffe: 5 g

DAS BRAUCHST DU

- 1 rote Zwiebel
- 1 Bund Radieschen
- 100 g Feldsalat
- 150 g Räucherlachs
- 4 Vollkorn-Tortillafladen
- 200 g Hüttenkäse

ZUBEREITUNG

1. Schäle die Zwiebeln und schneide sie in dünne Streifen.
2. Putze die Radieschen, wasche und schneide sie.
3. Wasche den Salat.
4. Schneide den Lachs in Streifen.
5. Röste die Wraps in einer Pfanne leicht an.
6. Bestreiche jeden Wrap anschließend mit Hüttenkäse und belege ihn mit etwas Lachs, Salat, Radieschen und Zwiebeln.
7. Schlage ihn von unten ein und rolle ihn zusammen.

MEINE NOTIZEN:

ORANGEN-ZWIEBEL-SALAT

➢ ZUBEREITUNGSZEIT 20 Minuten

NÄHRWERTE (pro Portion)

- Kalorien: 91 kcal
- Kohlenhydrate: 14 g
- Protein: 3 g
- Fett: 2 g
- extra Zucker: 2 g
- Ballaststoffe: 4 g

DAS BRAUCHST DU

- 1 kleine rote Zwiebel
- 125 g1 kleine Orangen
- 1 EL Sojasauce
- ½ TL Honig
- ½ TL Olivenöl
- 20 g Rucola (0.25 Bund)
- Salz
- Pfeffer

ZUBEREITUNG

1. Schäle die Zwiebel und schneide sie in dünne Spalten.
2. Schäle die Orangen gründlich.
3. Schneide die Filets heraus und fange den Saft auf.
4. Mische den Honig und die Sojasauce unter den Orangensaft.
5. Gib Pfeffer und Salz sowie Olivenöl dazu.
6. Mische die Orangenfilets und die Zwiebelstücke mit der Sauce.
7. Hacke den Rucola und streue ihn über den Salat aus Orangen und Zwiebeln.

MEINE NOTIZEN:

Gefüllte Chicoréeblätter

➢ ZUBEREITUNGSZEIT 20 Minuten (fertig in 65 Minuten)

NÄHRWERTE (pro Portion)

- Kalorien: 128 kcal
- Kohlenhydrate: 6 g
- Protein: 11 g
- Fett: 6 g
- extra Zucker: 0 g
- Ballaststoffe: 3 g

DAS BRAUCHST DU

- ½ kleine Zitrone
- 150 g Frischkäse (13 % Fett)
- 150 g Magerquark
- 50 g Saure Sahne
- 1 TL mildes Currypulver
- 1 Prise Cayennepfeffer
- 1 Paprikaschote
- 1 Kästchen Kresse
- 125 g Chicorée
- 125 g großer roter Chicorée
- Salz

ZUBEREITUNG

1. Presse die Zitronenhälfte aus und verrühre den Saft mit Magerquark, Frischkäse und saurer Sahne zu einer glatten Masse.
2. Würfle die Paprikaschote sehr fein.
3. Stelle ein paar zur Garnitur beiseite und gib den Rest zum Frischkäse.
4. Schmecke es mit Salz, Curry und Cayennepfeffer ab.
5. Rühre etwas Kresse unter den Frischkäse.
6. Löse Blätter vom Chicorée ab und fülle sie mit dem Curry-Frischkäse.
7. Mit den Paprikawürfeln und der Kresse garnieren.

ZWIEBELSUPPE IM GLAS

➢ ZUBEREITUNGSZEIT 20 Minuten (fertig in 65 Minuten)

NÄHRWERTE (pro Portion)

- Kalorien: 285 kcal
- Kohlenhydrate: 14 g
- Protein: 18 g
- Fett: 17 g
- extra Zucker: 0 g
- Ballaststoffe: 3 g

DAS BRAUCHST DU

- 580 g Kabeljaufilet
- 3 EL Paniermehl
- 2 Eier
- ½ Bund Dill
- 140 g Skyr, Natur
- Etwas Salz, Pfeffer und Zucker
- 1 Apfel
- 3 Tomaten
- 3 Lauchzwiebeln
- 1 Zitrone
- 4 EL Öl
- 4 EL Remoulade
- ½ Kopfsalat

ZUBEREITUNG

1. Schäle die Zwiebeln und schneide sie in dünne Streifen.
2. Hacke sie in feine Würfel.
3. Erhitze etwas Butter in einem Topf und dünste darin die Zwiebelstreifen mit dem Knoblauch an.
4. Gib den Geflügelfond dazu und gib die zusammengebundenen Kräuter hinein.
5. Würze alles mit Salz und Pfeffer, gib den Zitronensaft hinzu und lasse alles aufkochen.
6. Lasse die Suppe bei geringer Hitze ungefähr 40 Minuten kochen.
7. Reibe den Käse und bestreue damit die halbierten Brotscheiben.
8. Überbacke sie im Backofen, bis der Käse leicht gebräunt und geschmolzen ist.
9. Nimm die Zwiebelsuppe vom Herd und schmecke sie mit Pfeffer und Salz ab.
10. Serviere sie zusammen mit den Brotscheiben.
11. Den Salat zu der Remoulade und den Fischfrikadellen servieren.

Zwiebel-Omelett mit Chili-Knusperflocken

➢ ZUBEREITUNGSZEIT 30 Minuten

NÄHRWERTE (pro Portion)

- Kalorien: 235 kcal
- Kohlenhydrate: 13 g
- Protein: 16 g
- Fett: 6 g
- extra Zucker: 3 g
- Ballaststoffe: 2 g

DAS BRAUCHST DU

- 200 g rote Zwiebeln
- 1 TL Keimöl
- 4 Eier (S)
- 1 EL Mineralwasser
- 10 g zarte Haferflocken (1 EL)
- 1 TL Honig
- 1 Msp. Chiliflocken
- Salz
- Pfeffer
- Muskatnuss

ZUBEREITUNG

1. Schäle die rote Zwiebel und schneide sie in Ringe.
2. Erhitze etwas Öl in einer Pfanne und brate darin die Zwiebelringe.
3. Wenden nicht vergessen! Verquirle das Mineralwasser mit den Eiern und würze es mit Pfeffer, Salz und abgeriebenem Muskat.
4. Gib die Eiermasse über die Zwiebelringe und lasse es bei geringer Hitze stocken.
5. Das dauert etwa 10 Minuten.
6. Röste inzwischen die Chili-Knusperflocken in einer anderen Pfanne mit den Haferflocken.
7. Rühre den Honig, eine Prise Salz und Chiliflocken unter und erhitze alles.
8. Gib es auf einen Teller und richte das Zwiebel-Omelett mit den Knusperflocken an.

MEINE NOTIZEN:

DESSERTS UND SNACKS

Rotkohl-Feigen-Drink mit Aroniabeeren

➢ ZUBEREITUNGSZEIT 20 Minuten

NÄHRWERTE (pro Portion)

- Kalorien: 196 kcal
- Kohlenhydrate: 38 g
- Protein: 6 g
- Fett: 2 g
- extra Zucker: 8 g
- Ballaststoffe: 4 g

DAS BRAUCHST DU

- 100 g Rotkohl (1 Stück)
- 6 Feigen
- 2 Bananen
- 60 g Aroniabeere (4 EL)
- 200 g Joghurt (3,5 % Fett)
- 45 g Akazienhonig (3 EL)

ZUBEREITUNG

1. Putze, wasche und schneide den Rotkohl grob.
2. Auch die Feigen putzen und waschen.
3. Anschließend halbieren.
4. Schäle und schneide die Banane nun in Stücke.
5. Verlies die Aroniabeeren und wasche sie.
6. Gib nun alles mit Joghurt und 350 ml Wasser in einen Mixer und püriere es sehr fein.
7. Lasse es noch einmal durch ein Sieb laufen.
8. Versüße den Drink mit Honig und fülle ihn in Gläser.

MEINE NOTIZEN:

Clementinen-Joghurt mit Ingwer und Honig

➢ ZUBEREITUNGSZEIT 15 Minuten

NÄHRWERTE (pro Portion)

- Kalorien: 119 kcal
- Kohlenhydrate: 17 g
- Protein: 3 g
- Fett: 2 g
- extra Zucker: 4 g
- Ballaststoffe: 1 g

DAS BRAUCHST DU

- 2 Clementinen
- 10 g frischer Ingwer (1 Stück)
- 1 Stiel Minze
- 2 TL flüssiger Honig
- 300 g Joghurt (1,5 % Fett)

ZUBEREITUNG

1. Schäle die Clementinen und schneide die Fruchtfilets heraus.
2. Fange dabei den Saft auf.
3. Schäle den Ingwer und hacke ihn sehr fein.
4. Wasche und trockne die Minze.
5. Zupfe ihre Blätter ab und schneide sie in feine Streifen.
6. Verrühre den Joghurt mit dem Clementinensaft, dem Ingwer und dem Honig.
7. Gib die Clementinenfilets dazu.
8. Richte den Clementinen-Joghurt in Schalen an.
9. Streue noch etwas Minze darüber.

MEINE NOTIZEN:

Schneller Soja-Ananas-Mix mit Himbeeren

➢ ZUBEREITUNGSZEIT 5 Minuten

NÄHRWERTE (pro Portion)

- Kalorien: 138 kcal
- Kohlenhydrate: 25 g
- Protein: 4 g
- Fett: 2 g
- extra Zucker: 0 g
- Ballaststoffe: 4 g

DAS BRAUCHST DU

- 50 g Himbeeren (tiefgekühlt)
- 75 ml Sojadrink (Sojamilch)
- 150 ml Ananassaft
- Eiswürfel

ZUBEREITUNG

1. Von den gefrorenen Himbeeren 2-3 für die Garnitur beiseitelegen.
2. Die restlichen Beeren mit Soja-Drink und Ananassaft in ein hohes Gefäß geben.
3. Mit einem Stabmixer auf höchster Stufe fein pürieren.
4. Mit Eiswürfeln in ein Glas geben, mit den beiseitegelegten Himbeeren garnieren und sofort genießen.

MEINE NOTIZEN:

Kiwi-Limetten-Cocktail mit Granatapfelkernen

➢ ZUBEREITUNGSZEIT 20 Minuten

NÄHRWERTE (pro Portion)

- Kalorien: 213 kcal
- Kohlenhydrate: 39 g
- Protein: 3 g
- Fett: 3 g
- extra Zucker: 0 g
- Ballaststoffe: 9 g

DAS BRAUCHST DU

- 450 g große Kiwi (6 große Kiwis)
- 4 Limetten (davon 2 in Bioqualität)
- 350 g Granatapfel (1 Granatapfel)
- Eiswürfel

ZUBEREITUNG

1. Kiwis dünn schälen und grob würfeln.
2. Limetten abspülen und trocknen.
3. Bio-Früchte halbieren und von den 4 Hälften je 1 dünne Scheibe abschneiden und beiseitelegen.
4. Die restlichen Früchte ebenfalls halbieren und alle Limetten auspressen.
5. Vom Granatapfel ein keilförmiges Stück herausschneiden.
6. Die Frucht auseinanderbrechen, sodass die Fruchtkerne in eine Schüssel fallen.
7. Kiwiwürfel und Limettensaft fein pürieren.
8. Eiswürfel auf 2 Gläser verteilen, ebenso die Limettenscheiben.
9. Kiwi-Püree darüber gießen.
10. Jeweils die Hälfte der Granatapfelkerne hineingeben und sofort servieren.

Erdnuss-Riegel mit Rosinen

➢ ZUBEREITUNGSZEIT 20 Minuten (fertig in 35 Minuten)

NÄHRWERTE (pro Portion)

- Kalorien: 100 kcal
- Kohlenhydrate: 13 g
- Protein: 2 g
- Fett: 4 g
- extra Zucker: 5 g
- Ballaststoffe: 1 g

DAS BRAUCHST DU

- ½ Orange
- 100 gungesalzene Erdnusskern
- 30 gButter
- 30 gVollrohrzucker
- 100 g Honig
- 150 g kernige Haferflocken
- 50 gHaferfleks
- 50 gRosinen

ZUBEREITUNG

1. Orange auspressen.
2. Erdnüsse grob hacken.
3. Erhitze die Butter zusammen mit dem Honig und dem Zucker in einem Topf, bis der Zucker schmilzt.
4. Gib einen Teelöffel Orangensaft sowie Nüsse, Haferfleks und Haferflocken hinzu.
5. Lasse alles unter Rühren braun werden.
6. Rühre die Rosinen unter.
7. Streiche die Masse auf ein Backblech, welches du zuvor mit Backpapier ausgelegt hast.
8. Am besten eignet sich hierfür ein feuchter Gummispatel.
9. Backe die Masse im vorgeheizten Backofen bei 150°C (Umluft 130°C) etwa 10 bis 15 Minuten.
10. Schneide sie nun im warmen Zustand in Riegel und lasse diese anschließend vollständig auskühlen.

Feigen-Cranberry-Riegel mit Nüssen

➢ ZUBEREITUNGSZEIT 25 Minuten (fertig in 1 h 15 min)

NÄHRWERTE (pro Portion)

- Kalorien: 141 kcal
- Kohlenhydrate: 13 g
- Protein: 3 g
- Fett: 8 g
- extra Zucker: 4 g
- Ballaststoffe: 2 g

DAS BRAUCHST DU

- 100 g Walnusskerne
- 100 g getrocknete Feige
- 1 Bio-Orange
- 80 g weiche Butter
- 100 g Vollrohrzucker
- 1 Prise Salz
- 2 Eier
- 150 g Weizen-Vollkornmehl
- 2 TL Weinstein-Backpulver
- 100 g gemahlene Haselnüsse
- 100 g getrocknete Cranberrys
- 1 TL Kakaopulver
- ½ TL Kardamom oder Zimt

ZUBEREITUNG

1. Walnusskerne mahlen.
2. Feigen fein würfeln.
3. Orange abspülen und trocknen.
4. Orangenschale fein abreiben.
5. Halbiere die Frucht und presse den Saft aus.
6. Butter, Zucker, Salz und Orangenschale mit den Quirlen des Handmixers verrühren.
7. Eier unterrühren.
8. Mehl, Backpulver, Feigen, Nüsse, Cranberrys, Kakao und Kardamom zugeben und unterkneten.
9. Gib den Teig auf ein Backblech und rolle ihn unter Frischhaltefolie aus.
10. Entferne die Folie und backe ihn im vorgeheizten Backofen bei 180 °C (Umluft: 160 °C, Gas: Stufe 2–3) ca.
11. 30 Minuten.
12. Gebäck mit Orangensaft beträufeln und 5 Minuten durchziehen lassen.

13. Schneide es im noch warmen Zustand in Riegel und lasse diese abschließend abkühlen.

GEFÜLLTE TOMATEN MIT ZUCCHINI

➤ ZUBEREITUNGSZEIT 15 Minuten (fertig in 20 Minuten)

NÄHRWERTE (pro Portion)

- Kalorien: 65 kcal
- Kohlenhydrate: 7 g
- Protein: 4 g
- Fett: 2 g
- extra Zucker: 0 g
- Ballaststoffe: 3 g

DAS BRAUCHST DU

- 180 g Tomaten (3 Tomaten)
- 100 g kleine Zucchini (1 kleine Zucchini)
- 1 TL milder Weißweinessig
- ½ TL ungeschälter Sesam
- 3 Stiele Minze
- Salz
- Pfeffer

ZUBEREITUNG

1. Tomaten waschen und halbieren.
2. Stielansätze herausschneiden.
3. Tomaten aushöhlen.
4. Streiche das Fruchtfleisch mit einem Löffel durch ein feines Sieb.
5. Wasche und putze die Zucchini und schneide sie in Würfel.
6. Gib diese zum pürierten Tomatenfruchtfleisch dazu.
7. Würze es mit Salz, Pfeffer und Essig.
8. Röste den Sesam in einer Pfanne goldbraun und mische ihn noch warm unter die Zucchiniwürfel.
9. Wasche und trockne die Minze.
10. Zupfe die Blätter ab und lege einen Teil davon zur Seite.
11. Hacke die restliche Minze und hebe sie unter die Zucchiniwürfel.
12. Schmecke sie mit Pfeffer und Salz ab und fülle sie in die Tomatenhälften.

KIRSCH-WALNUSS-STREIFEN

➢ ZUBEREITUNGSZEIT 30 Minuten

NÄHRWERTE (pro Portion)

- Kalorien: 65 kcal
- Kohlenhydrate: 5 g
- Protein: 1 g
- Fett: 4 g
- extra Zucker: 15 g
- Ballaststoffe: 2 g

DAS BRAUCHST DU

- 150g Walnusskerne
- 100g getrocknete Kirschen
- 300g Mehl
- 150g brauner Zucker
- 300g kalte Butter
- 1 Ei (Kl. M)
- Salz

ZUBEREITUNG

1. Walnusskerne und die getrockneten Kirschen grob zerkleinern.
2. Mehl mit dem braunen Zucker und der Prise Salz mischen.
3. Gehackte Walnusskerne und die Kirschen hinzugeben.
4. Mischung mit Ei und Butter verkneten, bis ein glatter Teig entsteht.
5. Breite den Teig mit einer Höhe von ca.
6. 3 cm auf einem Blech aus und stelle ihn abgedeckt kalt.
7. Teigplatte längs in drei Stücke schneiden.
8. Davon jetzt Stücke von einem halben Zentimeter abschneiden und auf ein Blech drapieren.
9. Die Walnuss-Streifen nun etwa 8 bis 10 Minuten im Ofen (180 °C, bei Umluft 160°C) goldgelb backen.
10. Lasse die fertigen Walnuss-Streifen auf einem Gitter abkühlen.

Kalabresischer Walnusskuchen mit 3 Zutaten

➢ ZUBEREITUNGSZEIT ca. 55 Minuten

NÄHRWERTE (pro Portion)

- Kalorien: 299 kcal
- Kohlenhydrate: 19 g
- Protein: 7 g
- Fett: 22 g
- extra Zucker: 22 g
- Ballaststoffe: 1 g

DAS BRAUCHST DU

- 340 g Walnüsse
- 4 Eier
- 200 g Zucker
- Puderzucker zum Servieren

ZUBEREITUNG

1. Heize den Backofen auf 180°C vor.
2. Zerkleinere die Walnüsse und verarbeite sie zu Mehl.
3. Eier trennen.
4. Gib zum Eigelb etwa dreiviertel des Zuckers hinzu und rühre so lange, bis die Masse leicht schaumig und hellgelb ist.
5. Verrühre sie mit den gemahlenen Wallnüssen und stelle die Schüssel damit erst einmal beiseite.
6. Den restlichen Zucker schlägst du nun zusammen mit dem Eiweiß steif und hebst es unter die Walnuss-Ei-Mischung.
7. Fülle die fertige Masse nun in eine Springform und backe sie für ca.
8. 35 Minuten bei 180° C.
9. Bestreue den fertigen Kuchen mit Puderzucker!

Cranberry-Walnuss-Streifen

➢ ZUBEREITUNGSZEIT 30 Minuten

NÄHRWERTE (pro Portion)

- Kalorien: 64 kcal
- Kohlenhydrate: 5 g
- Protein: 1 g
- Fett: 4 g
- extra Zucker: 15 g
- Ballaststoffe: 2 g

DAS BRAUCHST DU

- 150 g Walnusskerne
- 100 g getrocknete Cranberrys
- 300 g Mehl
- 150 g brauner Zucker
- 300 g kalte Butter
- 1 Ei (Kl. M)
- Salz

ZUBEREITUNG

1. Walnusskerne und die getrockneten Cranberrys grob zerkleinern.
2. Vermische das Mehl mit dem braunen Zucker und dem Salz.
3. Gehackte Walnusskerne und Cranberrys hinzugeben.
4. Mischung mit der Butter und dem Ei verkneten, bis ein glatter Teig entsteht.
5. Breite den Teig auf einem Blech aus und stelle ihn abgedeckt kalt.
6. Teigplatte längs in drei Stücke schneiden.
7. Stücke von einem halben Zentimeter abschneiden und auf ein Blech drapieren.
8. Walnuss-Streifen im vorgeheizten Ofen (180° C, bei Umluft 160° C) goldgelb backen.
9. Lasse die fertigen Walnuss-Streifen auf einem Gitter abkühlen.

Mango-Joghurt mit Ingwer und Honig

➢ ZUBEREITUNGSZEIT 15 Minuten

NÄHRWERTE (pro Portion)

- Kalorien: 119 kcal
- Kohlenhydrate: 17 g
- Protein: 3 g
- Fett: 2 g
- extra Zucker: 4 g
- Ballaststoffe: 1 g

DAS BRAUCHST DU

- 3 Mango
- 10 g frischer Ingwer (1 Stück)
- 1 Stiel Minze
- 2 TL flüssiger Honig
- 300 g Joghurt (1,5 % Fett)

ZUBEREITUNG

1. Schäle die Mangos und schneide die Fruchtfilets heraus.
2. Fange den Saft auf.
3. Ingwer schälen und sehr fein hacken.
4. Minze waschen, trocken schütteln, Blätter abzupfen und in feine Streifen schneiden.
5. Verrühre den Joghurt mit dem Mangosaft, dem Honig, dem Ingwer und den Mandarinenfilets.
6. Mango-Joghurt in Schalen anrichten.
7. Minze darüber streuen.

MEINE NOTIZEN:

Erdbeer-Joghurt mit Ingwer und Honig

➢ ZUBEREITUNGSZEIT 15 Minuten

NÄHRWERTE (pro Portion)

- Kalorien: 119 kcal
- Kohlenhydrate: 17 g
- Protein: 3 g
- Fett: 2 g
- extra Zucker: 4 g
- Ballaststoffe: 1 g

DAS BRAUCHST DU

- 150 g Erdbeeren
- 10 g frischer Ingwer (1 Stück)
- 1 Stiel Minze
- 2 TL flüssiger Honig
- 300 g Joghurt (1,5 % Fett)

ZUBEREITUNG

1. Clementinen schälen und die Fruchtfilets mit einem kleinen Messer zwischen den Trennhäuten herausschneiden, dabei den Saft auffangen.
2. Ingwer schälen und sehr fein hacken.
3. Minze waschen, trocken schütteln, Blätter abzupfen und in feine Streifen schneiden.
4. Honig, Clementinensaft, Ingwer und Joghurt verrühren und Mandarinenfilets dazugeben.
5. Clementinen-Joghurt in 2 Schälchen anrichten.
6. Minze darüber streuen.

MEINE NOTIZEN:

Melonen-Joghurt mit Ingwer und Honig

➢ ZUBEREITUNGSZEIT 15 Minuten

NÄHRWERTE (pro Portion)

- Kalorien: 119 kcal
- Kohlenhydrate: 17 g
- Protein: 3 g
- Fett: 2 g
- extra Zucker: 4 g
- Ballaststoffe: 1 g

DAS BRAUCHST DU

- ½ Melone
- 10 g frischer Ingwer (1 Stück)
- 1 Stiel Minze
- 2 TL flüssiger Honig
- 300 g Joghurt (1,5 % Fett)

ZUBEREITUNG

1. Halbiere die Melone und schneide das Fruchtfleisch heraus.
2. Fange dabei den Saft auf.
3. Ingwer schälen und sehr fein hacken.
4. Minze waschen, trocken schütteln, Blätter abzupfen und in feine Streifen schneiden.
5. Honig, Melonensaft, Ingwer und Joghurt verrühren und Mandarinenfilets dazugeben.
6. Melonen-Joghurt in 2 Schälchen anrichten.
7. Minze darüber streuen.

MEINE NOTIZEN:

Erdnuss-Riegel mit getrockneten Cranberrys

➤ ZUBEREITUNGSZEIT 20 Minuten (fertig in 35 Minuten)

NÄHRWERTE (pro Portion)

- Kalorien: 100 kcal
- Kohlenhydrate: 13 g
- Protein: 2 g
- Fett: 4 g
- extra Zucker: 5 g
- Ballaststoffe: 1 g

DAS BRAUCHST DU

- ½ Orange
- 100 g ungesalzene Erdnusskern
- 30 g Butter
- 30 g Vollrohrzucker
- 100 g Honig
- 150 g kernige Haferflocken
- 50 g Haferfleks
- 50 g Cranberrys

ZUBEREITUNG

1. Orange auspressen.
2. Erdnüsse grob hacken.
3. Butter, Zucker und Honig in einem Topf erhitzen, bis der Zucker geschmolzen ist.
4. 1 TL Orangensaft, Haferflocken, Haferfleks und Nüsse zugeben und unter Rühren goldbraun werden lassen.
5. Cranberrys unterrühren.
6. Die Masse mit einem feuchten Gummispatel auf ein mit Backpapier ausgelegtes Backblech streichen und im vorgeheizten Backofen bei 150° C (Umluft 130° C, Gas: Stufe 1–2) auf der mittleren Schiene 10-15 Minuten backen.
7. Noch warm in Riegel schneiden, dann vollständig auskühlen lassen.

Erdnuss-Riegel mit gewürfelten Datteln

➢ ZUBEREITUNGSZEIT 20 Minuten (fertig in 35 Minuten)

NÄHRWERTE (pro Portion)

- Kalorien: 100 kcal
- Kohlenhydrate: 13 g
- Protein: 2 g
- Fett: 4 g
- extra Zucker: 5 g
- Ballaststoffe: 1 g

DAS BRAUCHST DU

- ½ Orange
- 100 g ungesalzene Erdnusskern
- 30 g Butter
- 30 g Vollrohrzucker
- 100 g Honig
- 150 g kernige Haferflocken
- 50 g Haferfleks
- 50 g Datteln

ZUBEREITUNG

1. Orange auspressen.
2. Erdnüsse grob hacken.
3. Butter, Zucker und Honig in einem Topf erhitzen, bis der Zucker geschmolzen ist.
4. 1 TL Orangensaft, Haferflocken, Haferfleks und Nüsse zugeben und unter Rühren goldbraun werden lassen.
5. Datteln unterrühren.
6. Die Masse mit einem feuchten Gummispatel auf ein mit Backpapier ausgelegtes Backblech streichen und im vorgeheizten Backofen bei 150° C (Umluft 130° C, Gas: Stufe 1–2) auf der mittleren Schiene 10-15 Minuten backen.
7. Noch warm in Riegel schneiden, dann vollständig auskühlen lassen.

Erdnuss-Riegel mit Feigen

➢ ZUBEREITUNGSZEIT 20 Minuten (fertig in 35 Minuten)

NÄHRWERTE (pro Portion)

- Kalorien: 100 kcal
- Kohlenhydrate: 13 g
- Protein: 2 g
- Fett: 4 g
- extra Zucker 5 g
- Ballaststoffe: 1 g

DAS BRAUCHST DU

- ½ Orange
- 100 g ungesalzene Erdnusskern
- 30 g Butter
- 30 g Vollrohrzucker
- 100 g Honig
- 150 g kernige Haferflocken
- 50 g Haferfleks
- 50 g Feigen

ZUBEREITUNG

1. Orange auspressen.
2. Erdnüsse grob hacken.
3. Butter, Zucker und Honig in einem Topf erhitzen, bis der Zucker geschmolzen ist.
4. 1 TL Orangensaft, Haferflocken, Haferfleks und Nüsse zugeben und unter Rühren goldbraun werden lassen.
5. Feigen unterrühren.
6. Die Masse mit einem feuchten Gummispatel auf ein mit Backpapier ausgelegtes Backblech streichen und im vorgeheizten Backofen bei 150° C (Umluft 130° C, Gas: Stufe 1–2) auf der mittleren Schiene 10-15 Minuten backen.
7. Noch warm in Riegel schneiden, dann vollständig auskühlen lassen.

Cranberry-Walnuss-Streifen

➤ ZUBEREITUNGSZEIT 30 Minuten

NÄHRWERTE (pro Portion)

- Kalorien: 65 kcal
- Kohlenhydrate: 5 g
- Protein: 1 g
- Fett: 4 g
- extra Zucker: 15 g
- Ballaststoffe: 2 g

DAS BRAUCHST DU

- 150 g alnusskerne
- 100 g getrocknete Cranberrys
- 300 g Mehl
- 150 g brauner Zucker
- 300 g kalte Butter
- 1 Ei (Kl. M)
- Salz

ZUBEREITUNG

1. Walnusskerne und die getrockneten Kirschen grob zerkleinern.
2. Mehl mit dem braunen Zucker und der Prise Salz mischen.
3. Gehackte Walnusskerne und Cranberrys hinzugeben.
4. Mischung mit dem Ei und der Butter verkneten.
5. Den Teig auf einem Blech ausbreiten und kaltstellen.
6. Teigplatte in drei Stücke schneiden, davon Stücke abschneiden und auf ein Blech drapieren.
7. Die Walnuss-Streifen werden im vorgeheizten Ofen (180° C, bei Umluft 160° C) goldgelb gebacken.
8. Lasse deine fertigen Walnuss-Streifen auf einem Gitter abkühlen.

MEINE NOTIZEN:

Sesam-Vanille-Eis

➢ ZUBEREITUNGSZEIT 20 Minuten (fertig in 4 h 45 min)

NÄHRWERTE (pro Portion)

- Kalorien: 248 kcal
- Kohlenhydrate: 9 g
- Protein: 7 g
- Fett: 21 g
- extra Zucker: 5 g
- Ballaststoffe: 2 g

DAS BRAUCHST DU

- 130 g Schwarzer Sesam
- 1 Vanilleschote
- 300 ml Milch (3,5 % Fett)
- 200 g Schlagsahne
- 4 Eier
- 40 g Kokosblütenzucker

ZUBEREITUNG

1. Sesam anrösten und auskühlen lassen, dann sehr fein mahlen.
2. Halbiere die Vanilleschote längs und kratze das Mark heraus.
3. Gemahlenen Sesam mit Vanillemark, Milch und Sahne aufkochen.
4. Nimm den Topf vom Herd und lasse es 5 Minuten abkühlen.
5. Inzwischen Eier trennen.
6. Eigelbe mit Kokosblütenzucker schaumig schlagen.
7. Heiße Sahnemischung einrühren und über einem heißen Wasserbad bis 75° C erhitzen, bis die Mischung eindickt.
8. Abkühlen lassen.
9. In einen Behälter füllen und im Tiefkühlfach 3-4 Stunden gefrieren.
10. Zum Servieren mit einem Eisportionierer Kugeln ausstechen.

Himbeer-Kokos-Eis

➢ ZUBEREITUNGSZEIT 5 Minuten

NÄHRWERTE (pro Portion)

- Kalorien: 58 kcal
- Kohlenhydrate: 10 g
- Protein: 1 g
- Fett: 1 g
- extra Zucker: 5 g
- Ballaststoffe: 5 g

DAS BRAUCHST DU

- 400 g Tiefgefroren Himbeeren
- 100 ml Gekühlte Kokosmilch
- 1 EL Kokosblütenzucker

ZUBEREITUNG

1. Tiefgefrorene Himbeeren mit Kokosmilch und Kokosblütenzucker in einen Standmixer geben und auf höchster Stufe fein pürieren.
2. Bei Bedarf etwas kaltes Wasser zugeben.
3. Himbeer-Kokos-Eis sofort servieren

MEINE NOTIZEN:

Erdbeer-Kokoswasser-Eis am Stiel

➢ ZUBEREITUNGSZEIT 15 Minuten (fertig in 5 h 15 min)

NÄHRWERTE (pro Portion)

- ❖ Kalorien: 16 kcal
- ❖ Kohlenhydrate: 3 g
- ❖ Protein: 1 g
- ❖ Fett: 0 g
- ❖ extra Zucker: 0 g
- ❖ Ballaststoffe: 1 g

DAS BRAUCHST DU

- 400 g Frische Erdbeeren
- 6 Stiele Minze
- 500 ml Kokoswasser

ZUBEREITUNG

1. Putze und wasche die Erdbeeren.
2. Schneide sie in dünne Streifen.
3. Minze waschen und Blätter abzupfen.
4. Erdbeerscheiben und Minzblätter auf 12 Eisförmchen verteilen und mit dem Kokoswasser auffüllen, dabei etwa 3-5 mm Platz am oberen Rand lassen.
5. Für ungefähr 1 Stunde in das Gefrierfach stellen.
6. Dann die Eisstiele einstecken und das Eis mindestens 4 Stunden durchfrieren lassen.

MEINE NOTIZEN:

Joghurteis mit Blaubeeren

- ZUBEREITUNGSZEIT 20 Minuten (fertig in 4 h 20 min)

NÄHRWERTE (pro Portion)

- Kalorien: 148 kcal
- Kohlenhydrate: 15 g
- Protein: 7 g
- Fett: 6 g
- extra Zucker: 7 g
- Ballaststoffe: 4 g

DAS BRAUCHST DU

- 300 g Blaubeeren
- 30 g Honig
- 1 EL Zitronensaft
- 300 g Joghurt (1,5 % Fett)
- 150 g Sahnequark

ZUBEREITUNG

1. Verlies die Beeren und püriere sie in einem Mixer zusammen mit dem Zitronensaft und dem Honig fein.
2. Rühre anschließend den Joghurt und den Quark unter.
3. Stelle die Masse in einem passenden Gefäß für mindestens 4 Stunden ins Gefrierfach.
4. Anschließend mit einem Eisportionierer servieren.

MEINE NOTIZEN:

Erdbeer-Eis mit Kokos

➢ ZUBEREITUNGSZEIT 5 Minuten

NÄHRWERTE (pro Portion)

- Kalorien: 58 kcal
- Kohlenhydrate: 10 g
- Protein: 1 g
- Fett: 1 g
- extra Zucker: 5 g
- Ballaststoffe: 5 g

DAS BRAUCHST DU

- 400 g Tiefgefroren Erdbeeren
- 100 ml Gekühlte Kokosmilch
- 1 EL Kokosblütenzucker

ZUBEREITUNG

1. Tiefgefrorene Erdbeeren mit Kokosmilch und Kokosblütenzucker in einen Standmixer geben und auf höchster Stufe fein pürieren.
2. Bei Bedarf etwas kaltes Wasser zugeben.
3. Erdbeer-Kokos-Eis sofort servieren.

MEINE NOTIZEN:

Blaubeer-Kokos-Eis

➢ ZUBEREITUNGSZEIT 5 Minuten

NÄHRWERTE (pro Portion)

- Kalorien: 58 kcal
- Kohlenhydrate: 10 g
- Protein: 1 g
- Fett: 1 g
- extra Zucker: 5 g
- Ballaststoffe: 5 g

DAS BRAUCHST DU

- 400 g Tiefgefroren Blaubeeren
- 100 ml Gekühlte Kokosmilch
- 1 EL Kokosblütenzucker

ZUBEREITUNG

1. Tiefgefrorene Blaubeeren mit Kokosmilch und Kokosblütenzucker in einen Standmixer geben und auf höchster Stufe fein pürieren.
2. Bei Bedarf etwas kaltes Wasser zugeben.
3. Blaubeer-Kokos-Eis sofort servieren.

MEINE NOTIZEN:

Heidelbeer-Kokos-Eis

➢ ZUBEREITUNGSZEIT 5 Minuten

NÄHRWERTE (pro Portion)

- Kalorien: 58 kcal
- Kohlenhydrate: 10 g
- Protein: 1 g
- Fett: 1 g
- extra Zucker: 5 g
- Ballaststoffe: 5 g

DAS BRAUCHST DU

- 400 g Tiefgefroren Heidelbeeren
- 100 ml Gekühlte Kokosmilch
- 1 EL Kokosblütenzucker

ZUBEREITUNG

1. Tiefgefrorene Heidelbeeren mit Kokosmilch und Kokosblütenzucker in einen Standmixer geben und auf höchster Stufe fein pürieren.
2. Bei Bedarf etwas kaltes Wasser zugeben.
3. Heidelbeer-Kokos-Eis sofort servieren.

MEINE NOTIZEN:

Joghurteis mit Erdbeeren

➢ ZUBEREITUNGSZEIT 20 Minuten (fertig in 4 h 20 min)

NÄHRWERTE (pro Portion)

- Kalorien: 148 kcal
- Kohlenhydrate: 15 g
- Protein: 7 g
- Fett: 6 g
- extra Zucker: 7 g
- Ballaststoffe: 4 g

DAS BRAUCHST DU

- 300 g Erdbeeren
- 30 g Honig
- 1 EL Zitronensaft
- 300 g Joghurt (1,5 % Fett)
- 150 g Sahnequark

ZUBEREITUNG

1. Die Beeren verlesen und in einem Mixer mit dem Honig und dem Zitronensaft fein pürieren.
2. Anschließend den Joghurt und den Quark unterrühren.
3. In einer Eismaschine fertig stellen oder in ein flaches Metallgefäß füllen.
4. Im Gefrierfach mindestens 4 Stunden frieren lassen und alle 30 Minuten kräftig rühren.
5. Zum Servieren mit einem Eisportionierer Kugeln ausstechen.

MEINE NOTIZEN:

Joghurteis mit Heidelbeeren

➢ ZUBEREITUNGSZEIT 20 Minuten (fertig in 4 h 20 min)

NÄHRWERTE (pro Portion)

- Kalorien: 148 kcal
- Kohlenhydrate: 15 g
- Protein: 7 g
- Fett: 6 g
- extra Zucker: 7 g
- Ballaststoffe: 4 g

DAS BRAUCHST DU

- 300 g Heidelbeeren
- 30 g Honig
- 1 EL Zitronensaft
- 300 g Joghurt (1,5 % Fett)
- 150 g Sahnequark

ZUBEREITUNG

1. Die Beeren verlesen und in einem Mixer mit dem Honig und dem Zitronensaft fein pürieren.
2. Anschließend den Joghurt und den Quark unterrühren.
3. In einer Eismaschine fertig stellen oder in ein flaches Metallgefäß füllen.
4. Im Gefrierfach mindestens 4 Stunden frieren lassen und alle 30 Minuten kräftig rühren.
5. Zum Servieren mit einem Eisportionierer Kugeln ausstechen.

MEINE NOTIZEN:

JOGHURTEIS MIT MANDARINEN

➢ ZUBEREITUNGSZEIT 20 Minuten (fertig in 4 h 20 min)

NÄHRWERTE (pro Portion)

- Kalorien: 148 kcal
- Kohlenhydrate: 15 g
- Protein: 7 g
- Fett: 6 g
- extra Zucker: 7 g
- Ballaststoffe: 4 g

DAS BRAUCHST DU

- 300 g Mandarinen
- 30 g Honig
- 1 EL Zitronensaft
- 300 g Joghurt (1,5 % Fett)
- 150 g Sahnequark

ZUBEREITUNG

1. Verlies die Mandarinen und püriere sie mit dem Zitronensaft und dem Honig zu einer feinen Masse.
2. Anschließend den Joghurt und den Quark unterrühren.
3. In einer Eismaschine fertig stellen oder in ein flaches Metallgefäß füllen.
4. Im Gefrierfach mindestens 4 Stunden frieren lassen und alle 30 Minuten kräftig rühren.
5. Zum Servieren mit einem Eisportionierer Kugeln ausstechen.

MEINE NOTIZEN:

KRITIK AN DER SIRTFOOD-DIÄT

Bisher wurde wissenschaftlich noch nicht bestätigt, ob die „Sirtuin-Diät“ auch wirklich wirkt.

Es gibt noch keine Studien dazu.

Grundsätzlich kann jeder Mensch an Gewicht verlieren, wenn er sich dazu entscheidet, weniger Kalorien zu sich zu nehmen.

Der Erfolg ist dabei nicht von den Lebensmitteln abhängig, die man zu sich nimmt, sondern vom erreichten Kaloriendefizit.

Wie bei vielen anderen Diäten ist der Erfolg aber meist nur von kurzer Dauer.

Bei den verlorenen durchschnittlich dreieinhalb Kilogramm handelt es sich auch nicht nur um das körpereigene Fett.

Gerade am Anfang der Diät verliert man häufig das im Körper gespeicherte Wasser.

Dieses wird freigesetzt, wenn der Körper auf seine Energiereserven zurückgreifen muss.

Der Körper verbraucht dabei Glykogen.

Isst man nach der Sirtuin-Diät wieder etwas mehr, dann füllt sich der Glykogenspeicher wieder und das Körpergewicht steigt, da das Wasser gebunden wird.

Der Jojo-Effekt stellt sich auch bei dieser Diätform irgendwann ein: Durch das tägliche Kaloriendefizit zu Beginn der Diät wird der Körper auf eine Art „Sparflamme“ gesetzt, da er seinen Energiebedarf senkt.

Bekommt der Körper nach Abschluss der Diät wieder mehr Energie aufgrund der alten Essgewohnheiten, steigt auch das Gewicht wieder an.

Trotzdem sollte an dieser Stelle erwähnt werden, dass sirtuinreiche Lebensmittel äußerst gesund sind.

Sie haben einen hohen Anteil an Antioxidantien, welche ein wichtiger Bestandteil einer gesunden und ausgewogenen Ernährung sein sollten.

Die Aktivität der Sirtuine sorgt nur in Kombination mit dem Kaloriendefizit zu einem Abnehmerfolg.

Für einen langfristigen Diäterfolg ohne Jojo-Effekt ist die Sirtuin-Diät also nicht geeignet.

Dafür bedarf es schon einer richtigen Ernährungsumstellung, welche die Gesundheit fördert und einen Fettabbau begünstigt.

Gratis eBook = https://t1p.de/wmdt

HAFTUNGSAUSSCHLUSS

Die Umsetzung aller enthaltenen Informationen, Anleitungen und Strategien dieses Buchs erfolgt auf eigenes Risiko. Für etwaige Schäden jeglicher Art kann der Autor aus keinem Rechtsgrund eine Haftung übernehmen. Für Schäden materieller oder ideeller Art, die durch die Nutzung oder Nichtnutzung der Informationen bzw. durch die Nutzung fehlerhafter und/oder unvollständiger Informationen verursacht wurden, sind Haftungsansprüche gegen den Autor grundsätzlich ausgeschlossen. Ausgeschlossen sind daher auch jegliche Rechts- und Schadensersatzansprüche. Dieses Werk wurde mit größter Sorgfalt nach bestem Wissen und Gewissen erarbeitet und niedergeschrieben. Für die Aktualität, Vollständigkeit und Qualität der Informationen übernimmt der Autor jedoch keinerlei Gewähr. Auch können Druckfehler und Falschinformationen nicht vollständig ausgeschlossen werden. Für fehlerhafte Angaben vom Autor kann keine juristische Verantwortung sowie Haftung in irgendeiner Form übernommen werden.

URHEBERRECHT

IMPRESSUM

Die Inhalte dieses Buches wurden anhand von anerkannten Quellen recherchiert und mit hoher Sorgfalt geprüft. Der Autor übernimmt dennoch keinerlei Gewähr für die Aktualität, Richtigkeit und Vollständigkeit der bereitgestellten Informationen. Haftungsansprüche gegen den Autor, welche sich auf Schäden gesundheitlicher, materieller oder ideeller Art beziehen, die durch die Nutzung oder Nichtnutzung der dargebotenen Informationen bzw. durch die Nutzung fehlerhafter und unvollständiger Informationen verursacht wurden, sind grundsätzlich ausgeschlossen, sofern seitens des Autors kein nachweislich vorsätzliches oder grob fahrlässiges Verschulden vorliegt. Dieses Buch ist kein Ersatz für medizinische und professionelle Beratung und Betreuung.

Dieses Buch verweist auf Inhalte Dritter. Der Autor erklärt hiermit ausdrücklich, dass zum Zeitpunkt der Linksetzung keine illegalen Inhalte auf den zu verlinkenden Seiten erkennbar waren. Auf die verlinkten Inhalte hat der Autor keinen Einfluss. Deshalb distanziert der Autor sich hiermit ausdrücklich von allen Inhalten aller verlinkten Seiten, die nach der Linksetzung verändert wurden. Für illegale, fehlerhafte oder unvollständige Inhalte und insbesondere für Schäden, die aus der Nutzung oder Nichtnutzung solcherart dargebotener Informationen entstehen, haftet allein der Anbieter der Seite, auf welche verwiesen wurde, nicht aber der Autor dieses Buches.

1. Auflage © **2020**
Evrim Dagdelen

Evrim Dagdelen Finkenweg 27 64295 Darmstadt
E-Mail: Ev.Dagdelen@gmail.com

Printed in Poland
by Amazon Fulfillment
Poland Sp. z o.o., Wrocław

60260314R00080